저속노화
운동

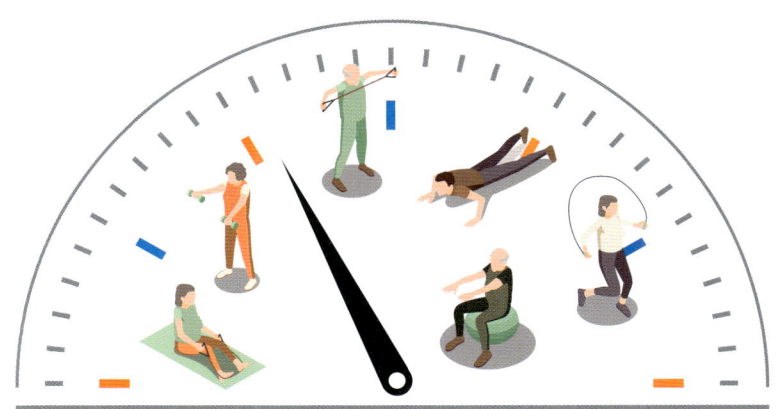

느리게 나이 들고 싶은 사람들을 위한

저속노화 운동

김병곤 지음

프롤로그

경기장에서 일상으로, 저속노화 운동의 길

나는 올해 쉰네 살이다. 몸과 마음도 예전과는 다르다. 거울을 보면 흰머리가 늘었고, 가벼운 피로도 회복하는 데 시간이 걸린다. 중년을 지나 노년을 향하는 길목에서 나는 이런 변화를 분명히 느낀다. 하지만 그 변화를 두려움으로만 바라보고 싶지 않았다. 오히려 받아들이고, 그 안에서 새로운 의미를 찾고 싶었다. 그것이 바로 내가 이 책을 쓰게 된 이유다.

나는 지난 25년간 프로 선수들의 곁에서 운동과 재활을 지도해 왔다. 프로야구팀 트레이너로서, 국가대표 야구팀의 트레이너로서 류현진, 김병현, 이병규, 박병호 선수와 함께했다. 세계 무대를 누비는 테니스 선수 정현의 재활을 돕기도 했고, 수많은 골프 프로 선수들의 몸을 관리하며 투어 현장을 함께 했다. 경기장에서 흘린 땀방울은 모두 '더 빠르게, 더 강하게, 더 오래 버티기' 위한 것이었다. 엘리트 선수들에게는 1초, 한 번의 스윙, 한 경기의 결과가 전부였다.

하지만 시간이 지나면서 나는 새로운 사실을 깨달았다. 선수들조차 은퇴하고 나면 결국 중년과 노년의 삶을 살아간다는 것. 그리고 나 역시도 어느새 그 길 위에 서 있다는 것을. 더 이상 기록 단축이나 경기 성적이 목표가 아닌, 삶의 질을 지키는 건강이 진짜 중요한 과제가 된 것이다.

엘리트 선수의 몸을 다룰 때는 순간의 극대화를 위해 모든 것을 쏟아부었다. 반면 중노년의 건강 관리에서는 균형과 회복이 더 중요하다. 근육을 무리하게 키우는 것보다 안전하게 움직임을 이어가는 것이 우선이다. 성과 중심이 아닌, 일상에서 다시 활력을 찾는 것이 목표다.

이 변화는 내게 낯설지만, 동시에 너무도 자연스러웠다. 이제 나는 기록의 세계에서 벗어나, 중년 이후의 삶을 건강하게 살아가고자 하는 사람들과 함께 걷고 있다. 하루 30분의 걷기, 가벼운 근력 운동, 올바른 호흡과 스트레칭, 그리고 규칙적인 수면과 균형 잡힌 식사. 예전에는 대수롭지 않게 여겼던 습관들이야말로 노화를 늦추고 삶의 질을 지키는 가장 강력한 무기라는 것을 알게 되었다.

《저속노화 운동》은 나의 이런 전환에서 비롯된 기록이다. 이 책에서는 단순히 운동법만을 설명하지 않는다. 프로 선수들의 몸을 지켜온 원칙과 경험을 바탕으로, 중년 이후 우리가 반드시 챙겨야 할 건강의 기본을 나누고자 했다. 나이 듦은 피할 수 없지만, 늦출 수는 있다. 그리고 그 늦춤의 과정이야말로 우리의 삶을 더욱 단단하게 만든다.

나는 독자들에게 전하고 싶다. 이제는 누구도 경기장에서처럼 '빠른 승리'를 요구하지 않는다. 중요한 것은 천천히, 그러나 오래도록 살아가는 힘이다. 나이 들어도 여전히 활력 있고, 스스로를 존중하며, 건강하게 살아갈 수 있다는 희망이다.

나는 프로야구의 더그아웃에서, 테니스 코트 옆에서, 그리고 골프장의 그린 위에서 많은 것을 배웠다. 이제는 같은 길을 걷는 여러분과 그 경험을 나누고 싶다. 이 책은 나의 두 번째 경기장이자, 또 다른 훈련장이 될 것이다.

우리는 모두 언젠가 노년을 맞이한다. 그러나 그 속도와 방식은 우리가 선택할 수 있다. 저속노화 운동은 그 선택을 위한 작은 길잡이가 될 것이다. 나 역시 이 길을 함께 걸어가고 싶다.

매일 젊고 건강하기를
김병곤

차 례

004　프롤로그　경기장에서 일상으로, 저속노화 운동의 길

1부 저속노화 운동은 따로 있다

저속노화 운동이 필요한 이유

012　저속노화란 무엇인가?
014　저속노화 어떻게 해야 할까?
016　나이보다 젊고 건강한 사람들의 비밀
017　40대부터 시작해도 된다
021　운동이 노화 속도를 늦추는 과학적 근거

저속노화를 위한 운동 가이드

025　어떤 운동을 해야 할까?
027　운동에도 우선순위가 있다
029　평형성: 몸의 중심 잡기
032　유연성: 관절을 부드럽게 만들기
039　근력: 힘의 기반 다지기
046　심폐지구력: 체력 높이기
049　민첩성: 신체 반응 속도 높이기
052　운동 전후 준비와 회복

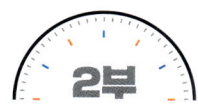

2부 저속노화 5대 필수 운동법

평형성

- 058 　초급　양발 나란히 두고 균형 잡기
- 060 　중급　한쪽 다리로 균형 잡기
- 062 　상급　한 발로 서서 숫자 쓰기

유연성

- 066 　초급　양손 벽 밀기 스트레칭
- 068 　중급　엎드려서 전신 스트레칭
- 070 　상급　벽 잡고 회전 스트레칭

근력

- 074 　초급+상체　엎드려서 무릎 떼기
- 076 　초급+하체　의자 잡고 무릎 구부리기
- 078 　초급+몸통　누워서 팔다리 뻗기
- 080 　중급+상체　무릎 대고 팔굽혀펴기
- 082 　중급+하체　제자리에서 무릎 구부리기
- 084 　중급+몸통　누워서 다리 좌우 움직이기
- 086 　상급+상체　테이블 팔굽혀펴기
- 088 　상급+하체　무릎 구부리며 몸통 회전하기
- 090 　상급+몸통　누워서 상하체 들기

심폐지구력

- 094 　초급　제자리 걷기
- 096 　중급　서서 팔꿈치 무릎 닿기
- 098 　상급　엎드렸다가 만세 하기

민첩성

- 104 　초급　앞뒤로 점프하기
- 106 　중급　대각선 점프하기
- 108 　상급　양발 동시에 점프하기

- 110 　초급　저속노화 5대 필수 운동법 일주일 운동 프로그램
- 112 　중급　저속노화 5대 필수 운동법 일주일 운동 프로그램
- 114 　상급　저속노화 5대 필수 운동법 일주일 운동 프로그램

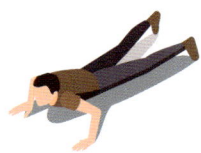

3부
노화역행 간단 운동법

118　　연령별 맞춤 운동이 필요한 이유

40대 근력 운동이 가장 필요한 시기

122　`40대`　양손으로 밴드 당기기
124　`40대`　제자리 점프 앉기
126　`40대`　한 발로 서서 몸통 숙이기

50대 심폐 기능을 관리해야 하는 시기

130　`50대`　엎드려서 무릎 당기기
132　`50대`　무릎 구부렸다 앞발 차기
134　`50대`　천천히 달리기

60대 유연성을 늘려야 하는 시기

138　`60대`　의자에 앉아 어깨 스트레칭
140　`60대`　다리 올려 허리 숙이기 스트레칭
142　`60대`　벽 잡고 종아리 스트레칭

70대 균형 감각을 붙잡아야 하는 시기

146　`70대`　발끝, 발뒤꿈치 서기
148　`70대`　옆으로 게걸음 걷기
150　`70대`　양발로 제자리 뛰기

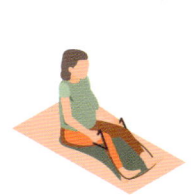 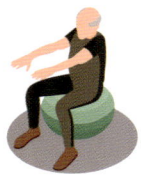 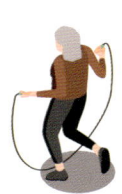

4부
저속노화 운동으로 평생 건강하게

지속 가능한 저속노화 운동 실천법

- 154 좋아하는 나만의 운동 찾기
- 156 일상 속 운동 습관 만들기
- 157 집착하지 않고 유연하게 하기
- 159 맞춤형 운동 플래너 만들기
- 161 운동에 대한 잘못된 인식 바꾸기

저속노화 운동과 함께하는 생활 습관

- 168 건강 수명이 중요하다
- 170 건강하고 충분한 수면은 필수
- 172 적정한 몸무게가 만성 질환을 막는다
- 174 스트레스만 받지 않아도 10년은 젊어진다

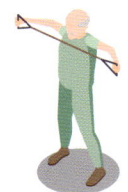
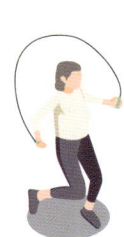
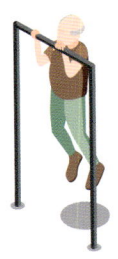

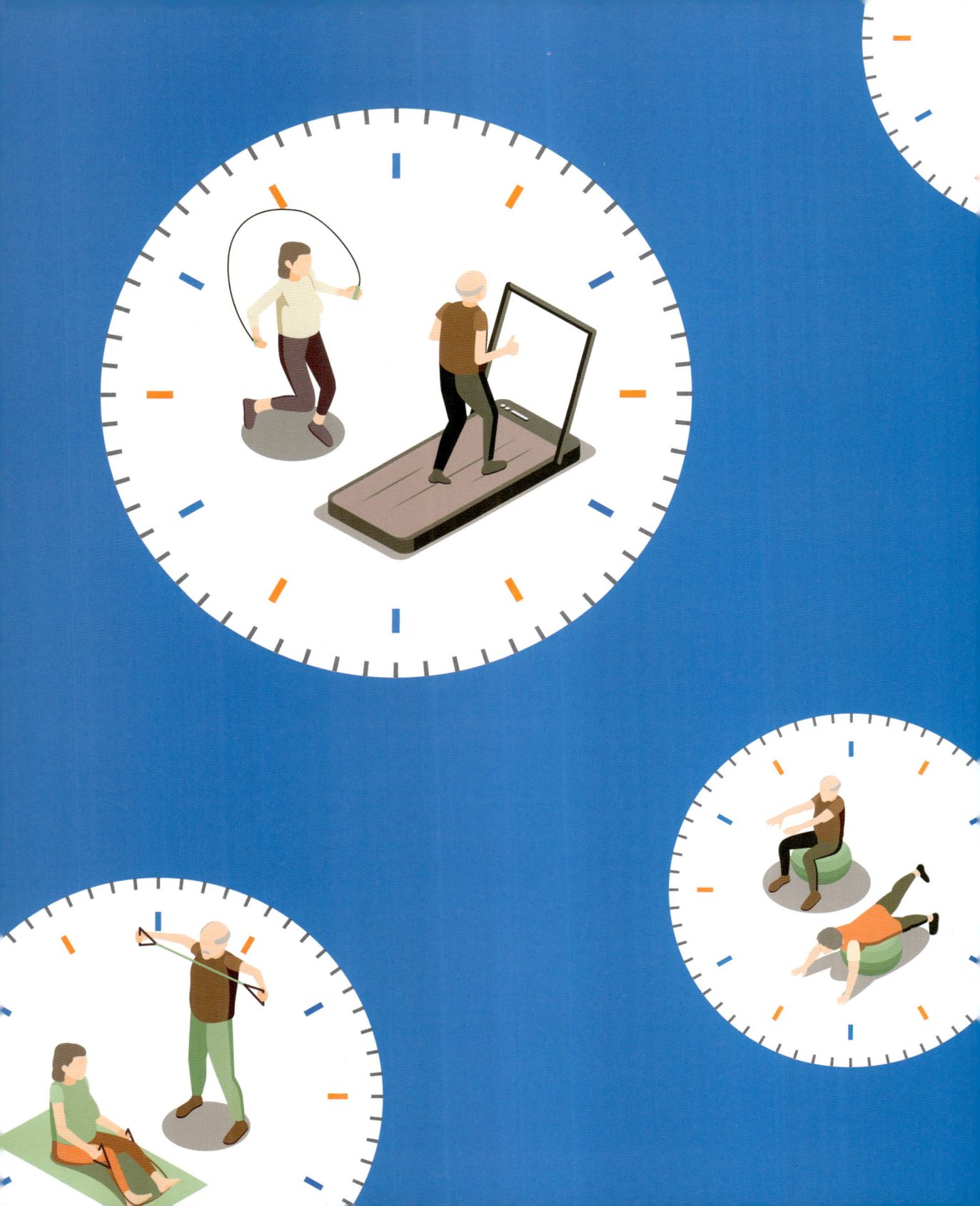

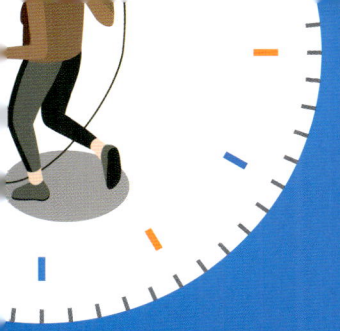
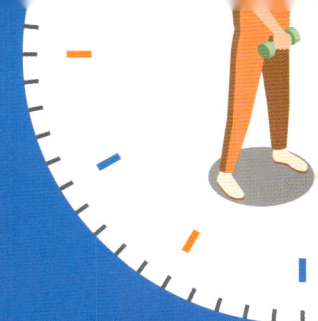

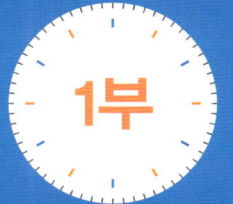

1부
저속노화 운동은 따로 있다

운동은 몸의 노화 속도를 늦춘다. 그래서 나이 들면서 해야 하는 필수 운동을 하면 좋다. 대표적으로 근력 운동은 나이가 들면서 줄어드는 근육을 지키고, 뼈를 튼튼하게 하여 자세가 무너지지 않게 한다. 유산소 운동은 심장과 폐 기능을 강화시켜 활력을 유지하게 하고, 균형 및 유연성 운동은 낙상 사고를 예방하고 몸의 움직임을 자유롭게 해준다. 이처럼 운동은 나이가 들면 들수록 더욱더 해야 하고, 젊음과 건강이라는 최고의 보상을 안겨주는 가장 확실한 투자이다.

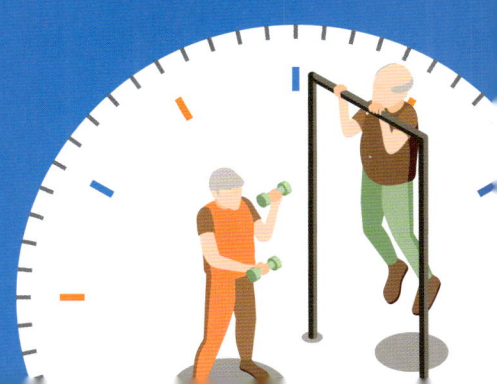

저속노화 운동이 필요한 이유

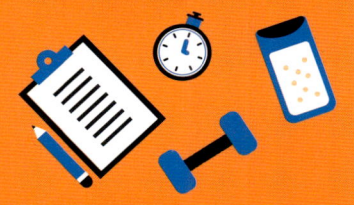

저속노화는 단순히 젊게 사는 게 아니라, 질병 없이 건강하게 잘 살기 위한 것이다. 나이가 들면 어쩔 수 없이 찾아오는 신체 기능의 저하와 노화를 최대한 늦추고, 활력 넘치는 삶을 유지하기 위해 '저속노화 운동'은 선택이 아닌 필수다.

저속노화란 무엇인가?

나이가 든다는 건 정확하게 무엇을 말하는 걸까? 단순히 나이의 숫자가 올라가는 것? 흰머리가 나고, 주름살이 생기는 것? 유행에 뒤처지고, 신문물을 잘 다루지 못하는 것? 나잇살이 찌고, 체력이 예전 같지 않은 것? 모두 맞는 말이기도 하고, 또 틀린 말이기도 하다.

노화는 단순히 시간의 흐름이나 보이는 모습이 아니라, 다양한 생물학적·분자적·세포적 손상이 누적되면서 신체 기능이 점진적으로 저하되는 복합적인 과정이다. 또한 개인의 생활 습관과 환경적 요인, 그리고 유전적 특성에 따라 그 속도와 양상이 다르게 나타난다.

최근 노화를 자연스럽게 받아들이되 그 속도를 늦추는 '저속노화 slow aging'가 전 세대를 아우르는 핵심 트렌드로 급부상했다. 저속노화의 열풍에는 몇 가지 이유가 있다.

첫째, 고령화 시대에 접어들었기 때문이다. 한국은 2024년 기준 65세 이상이 전체 인구의 20%를 차지하면서 본격적으로 초고령화 사회에 진입했다. 더불어 평균 수명이 길어지면서 '오래 사는 것'만큼이나 '건강하게 사는 것'의 중요성도 커졌다. 단순히 질병을 치료하는 것이 아니라, 젊고 건강한 상태를 오랫동안 유지하고 싶다는 욕구가 높아진 것이다.

둘째, 의학 정보를 쉽게 접할 수 있게 되었다. 나날이 발전하는 과학과 의학 정보를 인터넷과 각종 소셜 미디어를 통해 누구나 쉽게 접할 수 있다. 그러다 보니 꼭 전문적인 곳을 찾지 않아도 자신의 건강을 스스로 관리할 수 있게 되었고, 건강에 대한 관심도도 더 커진 것이다.

셋째, 자기 관리를 중요하게 여기는 시각이 형성되었다. 과거에는 건강보다는 성공이나 성장에 집중했다면, 현재는 '헬시 플레저 healthy pleasure'와 같은 새로운 트렌드와 맞물려, 즐겁고 건강한 삶을 살기 위해 스스로 운동하고, 건강한 식단을 찾는 등 생물학적 나이를 관리하는 것을 중요하게 여기고 있다. 이처럼 평균 수명이 길어진 만큼, 건강 수명을 늘리고 싶어 하는 사람들이 아주 많다.

세계보건기구 WHO에서 정의하는 건강 수명은 "질병이나 부상으로 고통받지 않고 건강하게 사는 기간"을 의미한다. 저속노화의 궁극적인 목표는 바로 이 건강 수명을 연장하는 데 있다. 이를 위해 의학적으로 입증된 방법들을 통해 신체 노화를 가속화하는 요인들을 체계적으로 관리해야 한다.

저속노화 어떻게 해야 할까?

그렇다면 우리는 어떻게 해야 할까? 저속노화의 핵심은 결국 일상을 어떻게 보내느냐에 있다. 노화는 다양한 요인에서 영향을 받는다. 노화가 어떻게 이루어지고, 어떤 요인들이 상호 연결되어 있는지 알면 효과적으로 저속노화를 할 수 있다.

가장 근본적이고 강력한 도구는 바로 운동이다. 운동은 다른 어떤 요인보다 노화에 직접적으로 작용하며, 균형 잡힌 식단, 충분한 수면, 인지 활동 등 다른 건강 습관의 효과를 극대화시키는 촉매제 역할을 한다.

운동은 단순히 몸을 움직이는 것이 아니라, 노화를 막는 가장 확실한 방법이다. 여기서 중요한 것은 '얼마나 운동하느냐'보다 '어떻게 하느냐'이다. 사람마다 몸 상태가 모두 다르기 때문에, 운동 효과를 얻기 위해서는 자신에게 맞는 운동을 찾아서 제대로 해야 한다. 운동 강도가 너무 약하면 효과가 없고, 반대로 너무 강

저속노화를 위한 라이프 스타일 관리

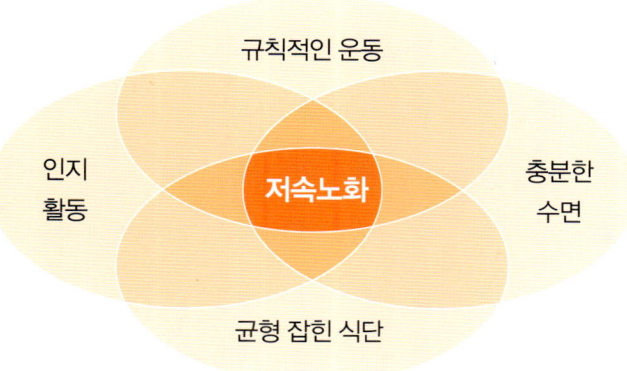

하면 부상 위험과 함께 몸에 무리가 갈 수 있으니, 나의 현재 몸 상태를 체크하는 것이 가장 중요하다.

운동 다음으로 중요한 것은 균형 잡힌 식단이다. 우리 몸의 세포는 우리가 먹는 것으로 만들어진다. 노화 속도를 늦추려면 몸속의 세포 손상을 줄이고 염증을 억제하는 영양소를 충분히 섭취해야 한다. 단순히 적게 먹거나 특정 영양소만 먹는 것이 아니라, 균형 잡힌 영양소 섭취와 규칙적인 식사 습관이 핵심이다.

예를 들어, 단백질은 근육을 유지하고 세포를 재생하는 기능을 가지고 있고, 건강한 지방은 세포를 보호하고 염증을 감소시키며, 복합 탄수화물은 에너지 공급으로 혈당을 조절하는 기능이 있다. 항산화 비타민과 미네랄은 세포를 보호하고 면역력을 강화하며, 수분은 세포 기능을 최적화시키고 독소를 배출하는 기능이 있다. 이렇듯 단백질, 건강한 지방, 복합 탄수화물, 항산화 비타민, 적절한 수분 등 어느 것 하나 중요하지 않은 게 없다.

양질의 수면도 중요하다. 수면은 우리 몸을 '재부팅'하는 시간이다. 저속노화를 위해서는 수면의 양과 질이 모두 중요하다. 일반적으로 40~60대 성인은 하루 7~9시간, 60대 이후는 하루 7~8시간의 수면을 권장하고 있다. 6시간 이하의 수면이 지속되면 노화 속도가 빨라지고, 면역력이 떨어지며, 심혈관 질환의 위험이 커진다. 또한 깊고 충분한 수면은 낮 동안 쌓인 손상된 세포를 복구하고 에너지를 회복하는 데 필수적이다.

마지막으로, 신체 건강만큼 중요한 것이 바로 뇌 건강이다. 나이가 들면 자연히 기억력, 집중력, 문제해결 능력이 저하되는데, 이를 예방하기 위한 인지 활동을 꾸준히 해야 한다. 새로운 기술이나 언어를 배우는 것, 독서와 글쓰기, 퍼즐이나 두뇌 게임, 사회 활동, 명상과 손을 사용하는 창작 활동 등은 뇌의 기능을 활성화시키고, 스트레스를 줄이며, 기억력 저하를 막고 치매 위험을 낮추어 저속노화를 도와준다.

나이보다 젊고 건강한 사람들의 비밀

많은 사람들이 나이 드는 것을 그저 자연스러운 현상으로 받아들이지만, 사실 노화의 속도는 우리의 선택에 따라 달라질 수 있다. 심장병, 뇌졸중, 당뇨병, 암과 같은 질병은 단순히 나이가 들고 신체가 노화되어 생기는 게 아니다. 우리가 지난 수십 년간 쌓아온 좋지 않은 생활 습관의 결과물이다. 부족한 운동과 수면, 흡연, 불균형한 식사, 과도한 음주와 같은 잘못된 생활 습관이 우리의 건강을 갉아먹은 것이다.

우리가 만나는 사람들 중에는 "나이는 숫자에 불과하다"라는 말을 몸소 증명하는 이들이 있다. 그런 사람들은 외적으로 젊게 보일 뿐만 아니라, 넘치는 에너지와 긍정적인 분위기로 주변을 압도한다. 그들의 일상을 살펴보면 젊음은 타고난 재능이 아니라, 꾸준한 노력과 의식적인 선택이 쌓여 만들어진 결과라는 걸 알 수 있다.

나이보다 젊어 보이는 사람들은 자신을 위한 가장 현명한 투자가 '건강한 몸과 마음'임을 잘 알고 있다. 이들을 구분하는 가장 확실한 신호는 바로 그들의 '몸'에 있다. 등과 어깨를 곧게 편 채 서 있거나 앉아 있는 모습, 보폭이 넓고 활기찬 걸음걸이, 윤기 나는 피부와 혈색에서 젊음과 건강을 볼 수 있다.

이는 무조건 꾸준한 운동 덕분이다. 타고나기를 잘 타고난 사람도 40년 가까이 관리하지 않으면 중장년이 되었을 때 문제가 드러난다. 몸은 정말 솔직하다. 정확한 자세로 운동하는 습관은 바른 체형을 만들고 몸의 불균형을 교정하는 데 큰 도움이 된다. 꾸준한 운동으로 만든 근육과 원활한 혈액 순환은 피부에도 영향을 미쳐, 맑고 탄력 있는 피부를 유지하게 한다. 젊음의 비결은 값비싼 화장품이나 시술보다는 자신을 움직이는 힘에 있다.

운동은 체중을 줄이거나 근육을 만들지만, 근본적으로 몸의 노화 속도를 늦춘다. 특히 나이가 들었을 때 반드시 해야 하는 운동이 있다. 무작정 땀을 흘리는 것만이 능사가 아니라, 노화로 인해 약해지는 부분을 보완하는 운동이 중요하다.

대표적으로 근력 운동은 나이가 들면서 줄어드는 근육을 지키고, 뼈를 튼튼하게 하여 자세가 무너지지 않게 한다. 유산소 운동은 심장과 폐 기능을 강화시켜 활력을 유지시켜 주고, 균형 및 유연성 운동은 낙상 사고를 예방하고 몸의 움직임을 자유롭게 해준다. 이처럼 운동은 나이가 들면 들수록 더욱더 해야 하고, 젊음과 건강이라는 최고의 보상을 안겨주는 가장 확실한 투자이다.

40대부터 시작해도 된다

40대가 되면 확실히 이전과 몸이 다르다는 걸 느끼기 시작한다. 20~30대에는 밤새워서 일하고 놀아도 끄떡없었지만, 이제는 에너지가 무한하지 않다는 것을 깨닫게 된다. 가벼운 운동 후에도 통증이 생기고, 사소한 염좌도 회복하는 데 오랜 시간이 걸리기도 한다. 몸이 예전 같지 않아 서글프겠지만, 이러한 변화는 노화의 자연스러운 증상이다. 하지만 이를 나이 탓으로만 넘겨서는 안 된다. 이런 증상들은 몸이 우리에게 보내는 경고다. 우리 몸이 보내는 경고에 귀 기울이고 변화에 대비해야 중장년에도, 노년에도 건강한 삶을 살 수 있다.

우리 몸의 근육량은 25세를 전후로 정점을 찍고, 30세부터 서서히 줄어들기 시작한다. 40대가 되면 매년 1%씩 감소하면서 중장년층에게 흔한 근감소증이 나타난다. 60~70대 이후부터는 더욱 급격한 근육의 감소가 일어나고, 80세가 되면 평균적으로 근육량의 50%가 소실된다. 근육이 줄어들면서 당연히 뼈의 힘도 약해진다.

근감소증을 간단하게 평가할 수 있는 방법이 있다. 핑거링finger-ring 테스트로, 자신의 종아리 둘레를 확인하는 방법이다. 방법은 간단하다. 먼저 종아리에서 가장 굵은 부위를 양손의 엄지와 검지손가락으로 감싼다. 이때 핑거링이 종아리 둘레

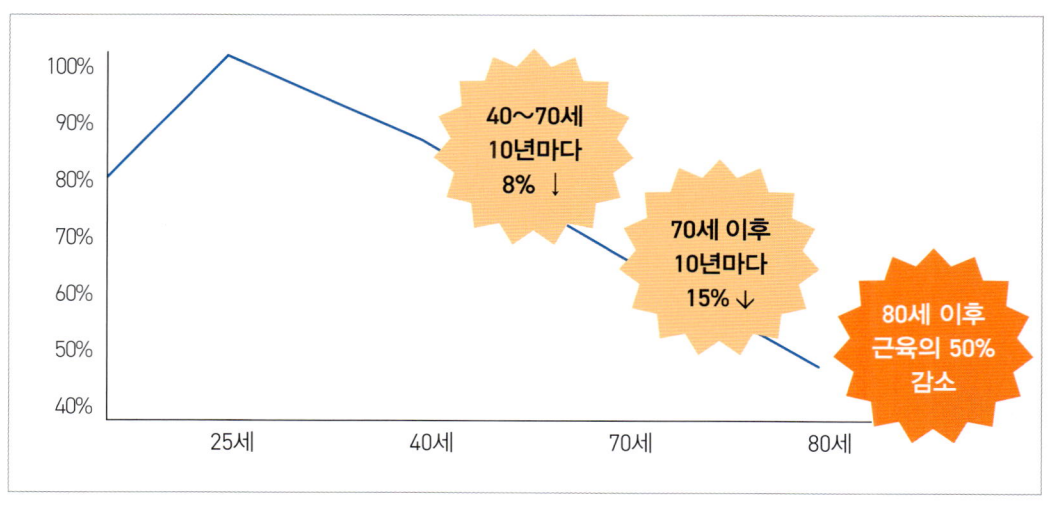

연령별 근육량 비교

출처: 국제의학저널 〈란셋(The Lancet)〉, 2014년

핑거링 테스트로 본 근육 건강

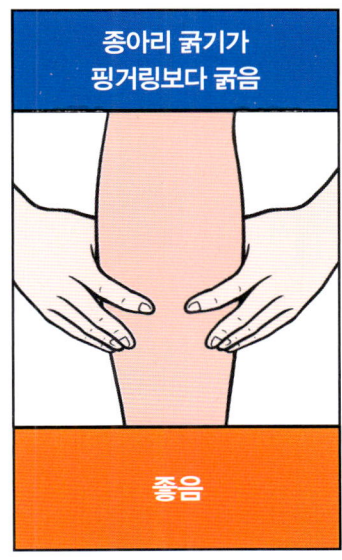
종아리 굵기가 핑거링보다 굵음
좋음

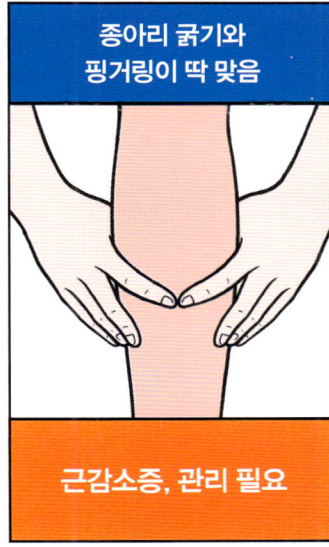
종아리 굵기와 핑거링이 딱 맞음
근감소증, 관리 필요

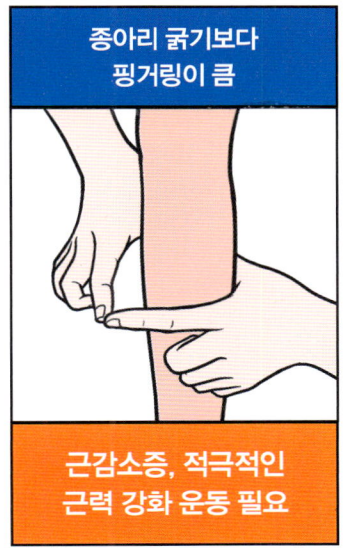
종아리 굵기보다 핑거링이 큼
근감소증, 적극적인 근력 강화 운동 필요

출처: 도쿄대학교 노인의학연구소

보다 크다면, 근감소증으로 적극적인 관리가 필요하다.

도쿄대학교 노인의학연구소에 따르면, 종아리가 핑거링보다 굵은 사람에 비해 핑거링이 종아리보다 큰 사람은 근감소증 위험이 6.6배, 핑거링이 딱 맞는 사람은 2.4배 더 높다고 한다. 이는 사망률과도 이어지는데, 종아리 굵기보다 핑거링이 큰 사람은 종아리 굵기가 더 굵은 사람보다 사망률이 3.2배 더 높았다. 이처럼 근감소증은 중장년기, 노년기의 건강과 직접적인 연관이 있으므로 자신의 근력 상태를 확인하고, 적극적으로 관리를 해야 한다.

줄자로 검사한 경우, 근감소증 진단을 받은 환자의 82%가 종아리 둘레가 32cm 미만으로 측정되었다. 65세 이상이며, 키나 성별에 상관없이 종아리 둘레가 32cm 미만이라면 근감소증일 가능성이 높으니 미리 관리해야 한다.

상대적으로 남성은 여성보다 골다공증 위험이 낮지만, 남자도 나이가 들면서 뼈의 칼슘이 줄어 골절 위험이 증가한다. 이는 근육 성장, 골밀도 유지, 심혈관 건강, 인지 기능 등 우리 몸의 젊음을 유지하는 데 필수적인 역할을 하는 남성 호르몬 테스토스테론이 40세 이후 매년 약 1%씩 감소하기 때문이다.

근육은 우리 몸의 갑옷이자 에너지 창고다. 이렇게 중요한 근육이 줄어들면 몸은 피로와 스트레스를 견디기 힘들어지고, 부상 위험이 높아지며, 사소한 부상에도 쉽게 회복되지 않는다.

이뿐인가. 40대 이후에는 디스크 탈출증이나 골관절염과 같은 근골격계 질환의 위험도 커진다. 척추 질환은 연령대별로 다르게 나타나는데, 20대에는 급성 디스크 질환이 많고 40대부터는 허리와 목 디스크, 척추가 퇴행하는 척추증의 비중이 높아진다. 50~60대가 되면 척추관협착증이 주요 질환으로 떠오른다.

40대 이후의 변화는 근골격계에만 국한되지 않는다. 수면의 질도 떨어져서, 밤에 자주 깨거나, 잠을 자도 피로가 풀리지 않는다. 특히 만성 질환이 있는 경우에는 수면 패턴이 더욱 나빠질 수 있으므로 신경 써서 충분한 수면 시간을 확보해야 한다.

나이가 들면 살도 찐다. 질병관리청에 따르면 남성은 40대, 여성은 60대에 비만율이 가장 높아진다. 기초대사량이 줄어들고 근육이 감소하면서 더 이상 예전처럼 칼로리를 효율적으로 소모하지 못하기 때문이다. 비만은 당뇨, 고혈압과 밀접한 관련이 있고, 무릎과 허리 부상의 주요 원인이 되기도 한다.

이 밖에도 목소리의 탄력과 힘이 줄어들고, 머리카락이 얇아지며, 책이나 휴대폰을 볼 때 눈이 쉽게 피로해진다. 청력까지 서서히 감퇴하는 등 신체 곳곳에서 노화가 시작되고 있음을 알린다.

하지만 이러한 문제들이 온전히 나이 탓만은 아니다. 앞서 말한 것처럼 약해진 근육, 호르몬 불균형, 비만과 같은 요인은 복합적으로 작용한 결과로, 내가 평소에 몸을 어떻게 관리했느냐에 따라 달라진다. 결국 몸은 계속 꾸준히 관리해야 한다. 가장 먼저 자신에게 맞는 운동으로 체력을 높여주고, 적정한 체중을 유지하고, 심장병, 뇌졸중, 당뇨병 등 각종 질병의 위험을 낮추는 게 중요하다.

40대부터라도 나에게 딱 맞는 운동을 통해 근력을 키우고, 유연성을 확보하며, 전반적으로 좋은 체력과 건강 관리를 해야만 가속노화, 고질적인 통증, 만성 질환으로 발전하는 것을 예방할 수 있다.

운동이 노화 속도를 늦추는 과학적 근거

노화는 우리 몸속에서 조용히 진행되는 만성 염증과 깊은 관련이 있다. 만성 염증은 마치 불씨를 품고 있는 것처럼 몸속에서 서서히 세포의 기능을 떨어뜨리고, 에너지를 만드는 미토콘드리아를 손상시키며, 우리 몸을 녹슬게 하는 활성산소를 증가시킨다. 결국 만성 염증은 신경 퇴행성 질환, 심혈관 질환, 대사 질환, 퇴행성 관절염 등 수많은 노화 관련 질병의 원인이 되어 삶의 질을 떨어뜨린다.

하지만 좋은 소식이 있다. 운동으로 만성 염증의 불씨를 끄고 노화의 시계를 되돌릴 수 있다는 것이다. 최근 연구에 따르면 꾸준하고 체계적인 운동은 우리 몸속에서 항염증 작용을 일으켜 노화된 세포의 축적을 막고, 활성산소를 감소시킨다. 또한 손상된 미토콘드리아의 기능을 회복시켜 세포의 건강을 유지하고 노화

운동이 주는 효과

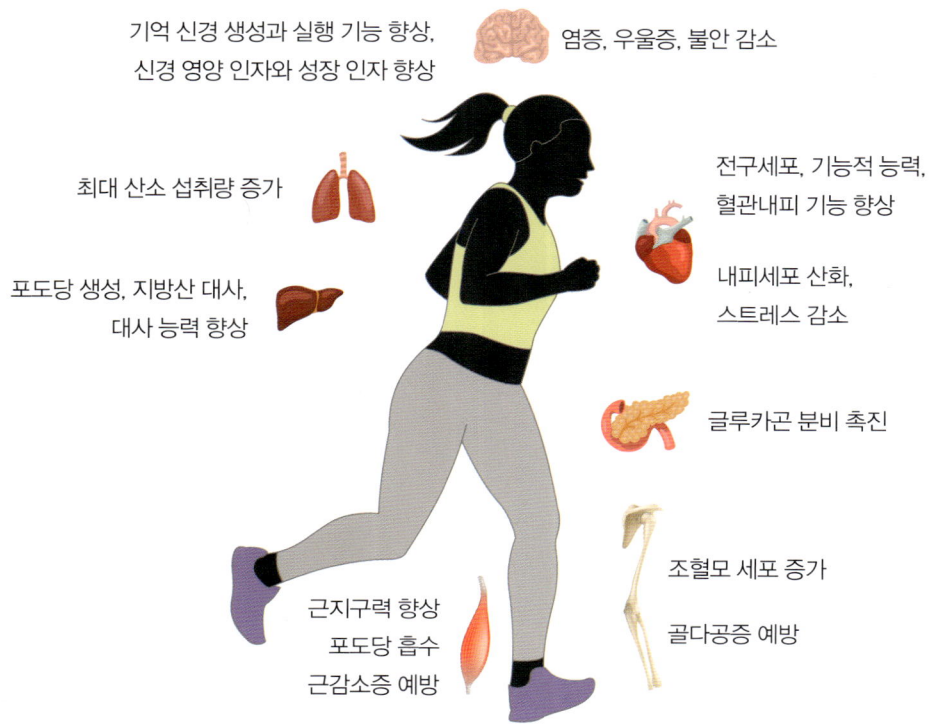

속도를 늦추는 데 결정적인 역할을 한다.

즉, 운동의 놀라운 효과가 과학적으로 증명되고 있는 것이다. 특히 근육에서 분비되는 마이오카인Myokine이라는 생리 활성 물질에 주목하자. 마이오카인은 운동할 때 근육이 다른 조직들과 소통하며 분비되는 물질로, 혈액을 타고 온몸을 순환하면서 대사를 조절하고 염증을 억제한다. 또한 면역 기능과 노화 방지에도 영향을 미친다.

스탠퍼드대학교에서 21년간 진행한 획기적인 연구에서는 규칙적으로 운동하는 그룹과 그렇지 않은 그룹을 비교했는데, 규칙적으로 운동한 사람이 그렇지 않은 사람보다 사망 위험이 15% 낮았고, 장애도 현저히 감소했다.

또한 미국 브리검영대학교 운동과학과 교수 래리 터커Larry Tucker의 새로운 연구에 따르면, 중고강도 수준의 운동은 세포의 노화 과정을 늦추는 것으로 나타났다. 생물학적 연령의 지표는 규칙적으로 운동하는 사람에게서 가장 두드러지게 나타났다. 터커는 "45세인 사람이 건강한 생활 습관을 유지한다면 생물학적으로는 35세가 될 수 있다"라고 말했다.

규칙적이고 강렬한 신체 활동을 하는 사람은 앉아서 생활하는 사람이나 적당히 활동적인 사람보다 텔로미어*가 훨씬 더 길다. 텔로미어가 짧은 사람들은 생물학적으로 나이가 많은 세포를 가지고 있는 것이며, 텔로미어가 특정 지점에 도달하면 더 이상 복제할 수 없다. 그래서 짧은 텔로미어를 가진 사람들은 긴 텔로미어를 가진 사람들에 비해 수명이 짧고 만성 질환에 걸릴 확률이 높아진다.

이처럼 운동은 단순히 살을 빼기 위해서만 하는 게 아니다. 운동을 하면 우리 몸은 젊음을 되찾는 복잡한 생화학적 반응을 일으킨다. 유산소 운동은 노화된 근육의 미토콘드리아 기능 손상을 완화하고, 근력 운동은 근육량 손실을 방지하여 근감소증을 줄인다. 또한 운동은 스트레스 호르몬인 코르티솔의 수치를 낮추고, 뇌의 해마(기억 담당) 크기를 키우는 등 신체뿐 아니라 뇌 건강에도 긍정적인 영향을 미친다.

'용량-반응 관계dose-response relationship'라는 개념이 운동 효과를 가장 잘 설명해

---

* 텔로미어는 염색체 끝부분에 있는 DNA 염기서열로, 염색체를 보호하는 '모자'와 같은 역할을 한다. 세포가 분열할 때마다 텔로미어는 조금씩 짧아지고, 텔로미어의 길이가 특정 수준 이하로 짧아지면 노화가 진행된다.

준다. 운동량이 많을수록 건강에는 더 큰 이점이 나타난다. 일주일에 450분 정도의 중고강도 운동을 꾸준히 할수록 기대 수명은 더욱 길어진다. 마라토너나 사이클 선수 같은 운동선수들이 일반인보다 더 건강하게 오래 사는 이유도 바로 여기에 있다.

운동은 가장 흔한 만성 질환을 예방하고, 노화 과정을 늦추며, 피로와 질병에 대한 우리 몸의 저항력을 키워주는 가장 확실하고 쉬운 방법이다. 지금부터라도 꾸준하고 체계적인 운동을 통해 저속노화를 시작해 보자.

저속노화를 위한 운동 가이드

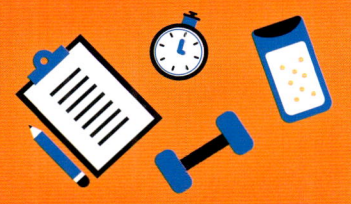

저속노화를 위해서는 자신에게 필요하고 맞는 운동을 체계적으로 해야 한다. 나에게 맞지 않거나, 잘못된 자세로 하는 운동은 오히려 부상과 통증을 유발할 수 있다. 저속노화 필수 운동법을 익혀서 똑똑하게 저속노화를 시작해 보자.

어떤 운동을 해야 할까?

나이가 들면 젊었을 때의 무한한 에너지와 체력을 그리워하게 되지만, 중년 이후에도 충분히 활기차게 건강을 유지할 수 있다. 그 열쇠는 체계적이고 꾸준한 운동에 있다. 운동은 체력을 키우는 것뿐 아니라, 에너지 수준을 높이고 적정한 체중을 유지하며, 노화와 관련된 여러 증상을 완화시킨다. 이는 스스로에게 줄 수 있는 최고의 선물이다.

우리의 몸은 활동량에 따라 완전히 다른 길을 걷는다. 주로 앉아서 생활하는 사람들은 부족한 신체 활동으로 인해 심혈관계 질환, 암, 당뇨병 등 만성 질환의 위험을 높이고, 결국 건강 수명을 단축시킨다. 반면 규칙적으로 운동하는 사람들은 원활한 혈액 순환과 대사적 균형을 유지하며 만성 질환을 예방하고 건강 수명을 연장시킨다.

몸은 적극적인 움직임을 추가할수록 건강이 증진되는 '계단 오르기'와 같다. 가장 낮은 단계인 앉아 있는 생활은 건강에 부정적인 영향을 주며, 그보다 높은 단계인 가벼운 스트레칭이나 느린 걷기는 신진대사를 활성화시킨다. 제대로 건강을 증진시키기 위해서는 빠르게 걷기나 자전거 타기와 같은 숨이 약간 차는 정도의 중강도 운동을 해야 한다. 그리고 궁극적으로 저속노화를 위해서는 달리기, 고강도 인터벌 트레이닝(HIIT), 근력 운동과 같이 심폐 기능을 최고조로 끌어올리는 운동을 해야 한다.

중년이 되면 신체 기능이 감소하기 때문에 무작정 운동하기보다는 정확한 자세와 체계적인 프로그램이 무엇보다 중요하다. 잘못된 동작은 오히려 부상과 만성 통증을 유발하는 원인이 되기 때문이다. 나이가 들면 관절, 근육, 신경의 감각 기능이 저하되는데, 이 상태에서 잘못된 동작을 반복하면 뇌에서 틀린 신호를 받아 몸의 균형과 자세 조절 능력이 무너져 허리, 무릎, 어깨 등에 통증을 유발할 수 있다.

또한 잘못된 동작은 관절, 근육, 인대에 과부하를 주어 부상을 입을 수 있고, 근육 불균형을 심화시켜 만성 피로를 가져오기도 한다. 무엇보다 운동 효율이 떨어져서 원하는 부위를 제대로 자극하지 못하고 건강한 몸을 만드는 데 실패한다. 운동은 언제나 옳지만, 잘못된 동작은 득보다 실이 많다는 것을 기억해야 한다. 올바른 동작을 익혀서 제대로 운동해야 건강한 몸을 만들고 유지할 수 있다.

운동에도 우선순위가 있다

무슨 운동을 하느냐도 중요하지만, 어떤 운동을 먼저하고 어떤 운동을 나중에 하느냐도 아주 중요하다. 운동 순서에 따라 효과가 극명하게 달라지기 때문이다. 중년과 노년의 건강을 결정하는 데 대표적인 5가지 요소가 있다. 바로 '평형성, 유연성, 근력, 심폐지구력, 민첩성'이다.

이 5가지 요소를 균형 있게 관리하는 것이 중요한데, 이 중 하나라도 약해지면 일상생활 능력이 떨어지고, 만성 질환이나 낙상 위험이 증가하는 등 다양한 문제가 생길 수 있기 때문이다. 그래서 5가지 요소를 관리하는 운동을 해야 한다. 본인이 좋아하는 운동이나 잘하는 운동만 하면 몸의 불균형을 초래해 오히려 관절 부상과 노화를 촉진할 수 있다. 따라서 5가지 요소를 충족시키면서, 몸의 능력을 단계적으로 끌어올리는 체계적인 운동 순서와 프로그램을 따라야 한다.

운동의 우선순위

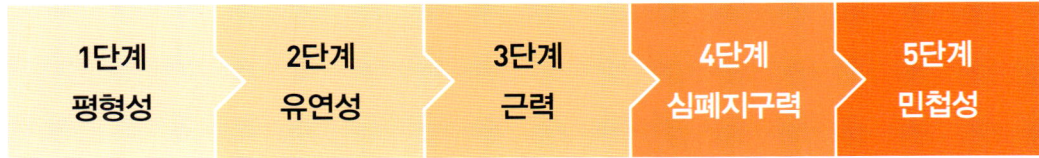

가장 먼저 해야 하는 1단계는 평형성 운동이다. 평형성 운동은 뇌 신경과 근육을 연결하는 근신경을 발달시켜 몸의 균형 감각을 깨우고, 다음 단계 운동의 효과를 높이며, 부상 위험도 줄여준다. 평형성이 약하면 움직임의 조절 능력이 떨어져 다음 단계 운동의 효과까지 약해진다.

평형성 운동 후에 2단계는 유연성 운동을 하면 좋다. 유연성 운동은 근육과 관절의 가동 범위를 넓혀준다. 근력 운동이나 심폐지구력 운동 전에 충분한 스트레칭으로 몸을 부드럽게 만들면 부상 위험이 줄고, 혈류량이 늘어나 더욱 효율적인 움직임이 가능해진다.

몸이 어느 정도 준비되었다면, 3단계 근력 운동을 할 차례다. 근력 운동은 에너지를 많이 소모하므로 피로도가 적은 초반에 하는 것이 좋다. 근력이 부족한 상태에서 심폐지구력 운동을 하면 부상 위험이 커지고, 운동 효과도 떨어질 수 있다. 근력 운동을 먼저 해서 근육을 충분히 자극해 두면, 이후의 운동에서도 체지방 연소 효과를 극대화할 수 있다.

근력 운동을 마친 뒤, 4단계는 심폐지구력 운동을 해야 한다. 근력 운동으로 근육을 미리 사용해 두면, 유산소 운동에서 지방을 더 효과적으로 태울 수 있어 이 순서대로 실행하면 체력과 심혈관 건강 개선 효과를 동시에 얻을 수 있다. 심폐지구력 운동을 먼저 할 경우 근육이 피로해져 근력 운동 시 제대로 된 중량을 들어 올릴 수 없고 운동 효과가 반감된다.

마지막 5단계는 민첩성 운동이다. 민첩성 운동은 신경과 근육의 반응 속도를 빠르게 만드는 고강도 운동으로, 몸의 피로도가 쌓이는 운동 후반에 배치하는 것이 효과적이다. 근육과 관절, 몸의 신경 전달 속도가 빨라지면 운동뿐만 아니라 일상생활에서도 더욱 민첩하게 움직일 수 있다. 이러한 신경 기능의 향상은 저속노화에 있어 매우 중요하다.

이렇게 5가지 요소를 관리하는 운동이 '저속노화 필수 5대 운동'이다. 본격적으로 5가지 저속노화 운동을 하기 전에 현재 나의 몸 상태를 먼저 살피는 테스트가 필요하다. 나이가 젊어도 몸이 노화할 수 있고 나이가 들어도 몸은 젊을 수 있기 때문에, 나이와 상관없이 운동별 셀프 테스트를 통해 자신에게 맞는 운동을 찾아보자.

평형성: 몸의 중심 잡기

평형성은 단순히 넘어지지 않고 안정적으로 서 있거나 움직일 수 있는 능력, 그 이상을 말한다. 특히 중장년기와 노년기에는 균형 감각이 저하되면서 낙상 위험 증가, 신체 활동 감소, 근력 약화와 같은 다양한 문제가 발생할 수 있다. 균형을 잃고 넘어지는 낙상은 척추나 고관절 골절 같은 심각한 부상으로 이어질 수 있으므로, 평형성을 유지하고 향상시키는 것은 저속노화를 위해 가장 중요하다.

평형성 운동은 우리 삶에 구체적인 이점을 가져다준다. 평형성 운동을 통해 균형 감각이 좋아지면 넘어질 뻔한 순간에도 몸을 안정적으로 제어할 수 있어 낙상 사고를 예방할 수 있다. 또한 몸의 균형이 맞춰지면 허리나 무릎 등 특정 관절에 불필요한 부담이 줄어 만성적인 통증과 부상 위험도 낮출 수 있다.

또한 평형성은 계단 오르기, 버스 타기, 물건 들기 등 일상적인 활동을 안전하고 원활하게 수행하는 데도 필수적이며, 보행 속도와 보폭이 일정하게 유지되는 등 단순 걷기에도 영향을 미치는 아주 중요한 요소다.

그뿐 아니라 평형성 운동은 뇌와 근육 간의 신호 전달 속도를 높여 순간적인 균형 조절 능력을 향상시킨다. 이는 뇌의 인지 기능과 직접적으로 연결되어 있어 치매 예방에도 긍정적인 영향을 준다.

평형성은 꾸준한 운동을 통해 충분히 향상시킬 수 있다. 코어 근육, 하체 근육

그리고 발목을 강화하는 운동이 균형 감각을 키우는 데 효과적이다. 평형성 운동은 몸의 중심을 잡는 힘을 키워서 활기차고 건강한 중장년기와 노년기를 보낼 수 있도록 도와줄 것이다.

다음 동작은 현재 평형성을 평가하는 셀프 테스트이다. 이 테스트를 통해 나에게 맞는 운동을 시작해 보자.

평형성 셀프 테스트

① **동작 방법**

평형성을 테스트하는 동작으로, 한쪽 발을 다른 발 바로 앞에 두고, 두 발이 직선이 되도록 서서 자세를 유지한다. 양손은 가슴 앞에 X자로 모으고, 발이 움직이거나 자세가 무너지는 시간을 기록한다. 이때 균형을 잃고 넘어질 수 있으니, 바로 잡을 수 있도록 벽 옆에 서서 검사를 하면 좋다.

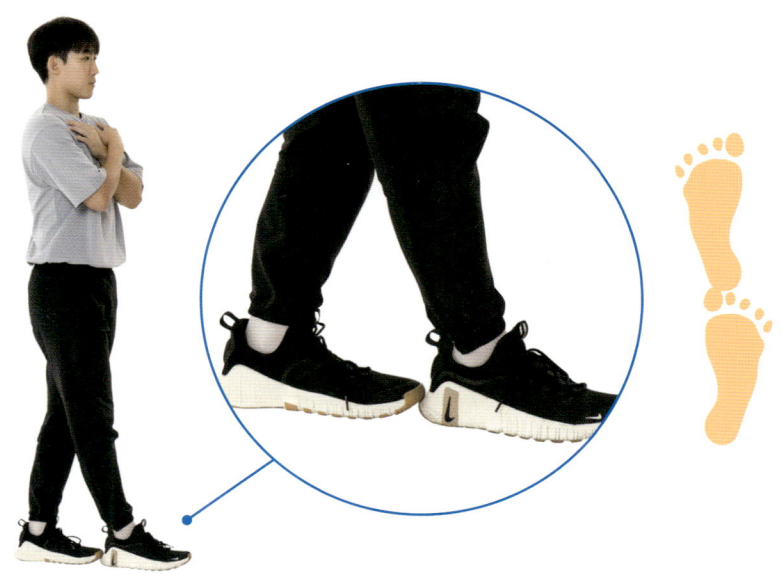

② **평가 기준**

연령대	평균 유지 시간	특징
20~39세	30초	안정적 수행
40~59세	20~30초	약간의 흔들림 가능
60~69세	10~20초	균형 능력 저하 시작
70세 이상	4~10초	낙상 위험군, 균형 훈련 필요

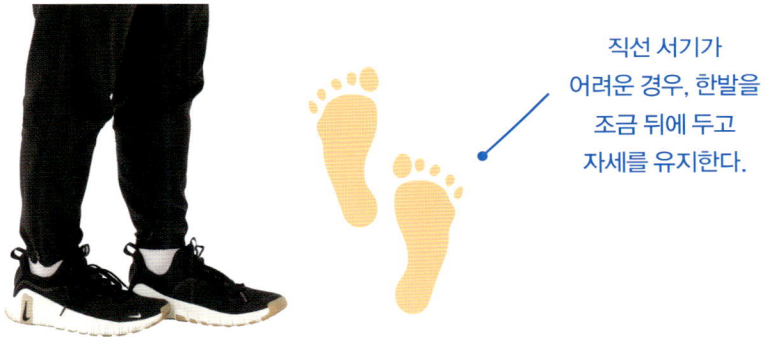

직선 서기가 어려운 경우, 한발을 조금 뒤에 두고 자세를 유지한다.

③ **결과 해석**

- **정상 범위**: 해당 연령 평균 이상 상급 단계 운동 시행

- **경도 저하**: 평균보다 5초 적음 → 평형성 운동 필요
  중급 단계 운동 시행

- **중등도 저하**: 평균보다 10초 이상 적음 → 평형성 강화 운동 필수
  초급 단계 운동 시행

유연성: 관절을 부드럽게 만들기

유연성은 단순히 몸을 잘 늘이고 숙이는 것이 아니라, 관절의 가동 범위를 정상적으로 유지해 몸을 부드럽고 자연스럽게 움직이게 하는 힘이다. 유연성이 부족한 몸은 마치 녹슨 기계처럼 곳곳에서 문제를 일으킨다. 유연성이 좋지 않다는 건 근육이 짧고 뻣뻣하다는 것인데, 그로 인해 혈액 순환이 잘 되지 않고, 신경과 근육 간의 소통이 원활하지 않아 움직임의 정확도가 떨어진다.

또한 몸의 한쪽 근육이 과도하게 긴장하고 다른 쪽은 약해져 몸의 균형이 무너진다. 몸의 균형이 무너지면 요통, 무릎 통증, 척추측만증과 같은 근골격계 질환을 유발할 수 있다. 중요한 것은 과도하게 구부러지는 능력이 아니라, 몸의 모든 관절이 정상적인 범위에서 움직임을 유지하는 것이다. 이는 부상 위험을 줄이고 몸을 효율적으로 사용할 수 있게 해준다. 이처럼 유연성은 젊고 건강한 몸을 위한 필수 조건이다.

다음 동작은 나의 유연성을 평가하는 셀프 테스트이다. 이 테스트를 통해 나에게 맞는 운동을 시작해 보자.

상체

① 동작 방법

상체의 유연성을 테스트하는 동작으로, 벽에 머리, 등, 엉덩이를 붙이고 양발은 살짝 앞으로 내밀고 선다. 손바닥이 정면을 향하게 한 상태에서 양팔을 천천히 머리 위로 올린다. 팔꿈치를 편 상태로 최대한 올린다.

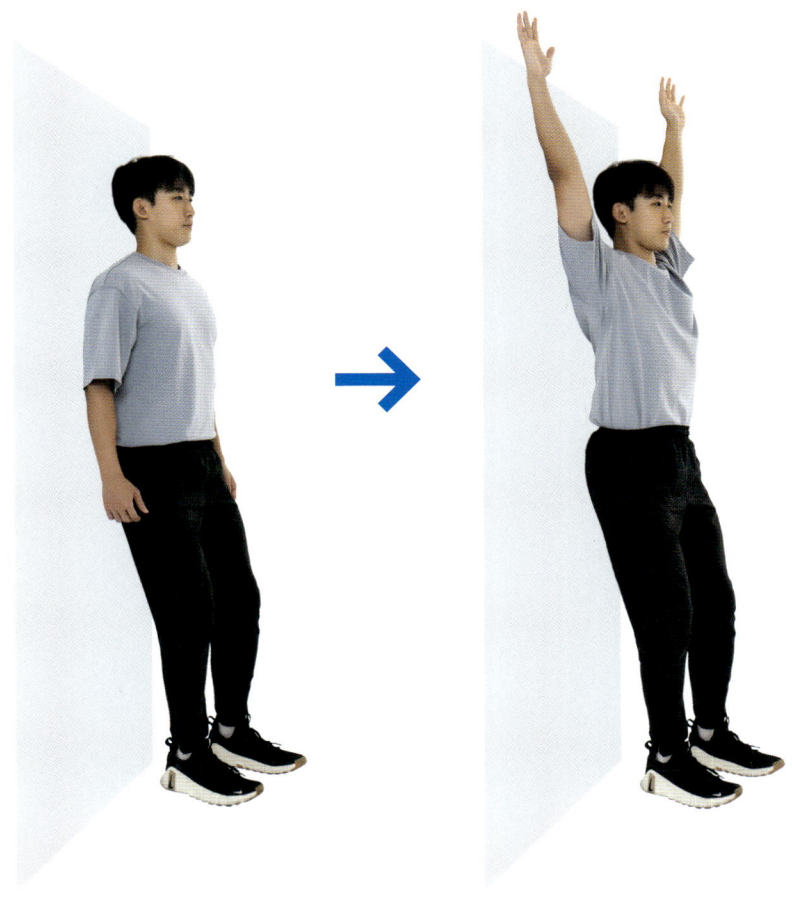

② 평가 기준

연령대	평균 굴곡 각도	주관적 확인	특징
20~39세	165°~180°	벽과 팔 사이 손바닥 들어감	대부분 벽에 손이 닿음
40~59세	150°~170°	벽과 팔 사이 주먹 들어감	가벼운 제한 발생 가능
60~69세	140°~160°	벽과 팔 사이 손바닥 펴서 들어감	유연성 저하 시작
70세 이상	130°~150°	손바닥 이상이 들어감	일상 동작 제한 가능

③ 결과 해석

- **정상 범위**: 해당 연령 평균 이상 상급 단계 운동 시행
- **경도 저하**: 평균보다 20° 적음(주관적 확인에서 약간 어려움) → 유연성 운동 필요 중급 단계 운동 시행
- **중등도 저하**: 평균보다 30° 이상 적음(주관적 확인에서 많이 어려움) → 유연성 강화 운동 필수 초급 단계 운동 시행

하체

① 동작 방법

하체의 유연성을 테스트하는 동작으로, 양발은 어깨너비보다 약간 넓게 벌리고, 양손은 가슴 앞에서 마주 잡고 천천히 쪼그려 앉는다.

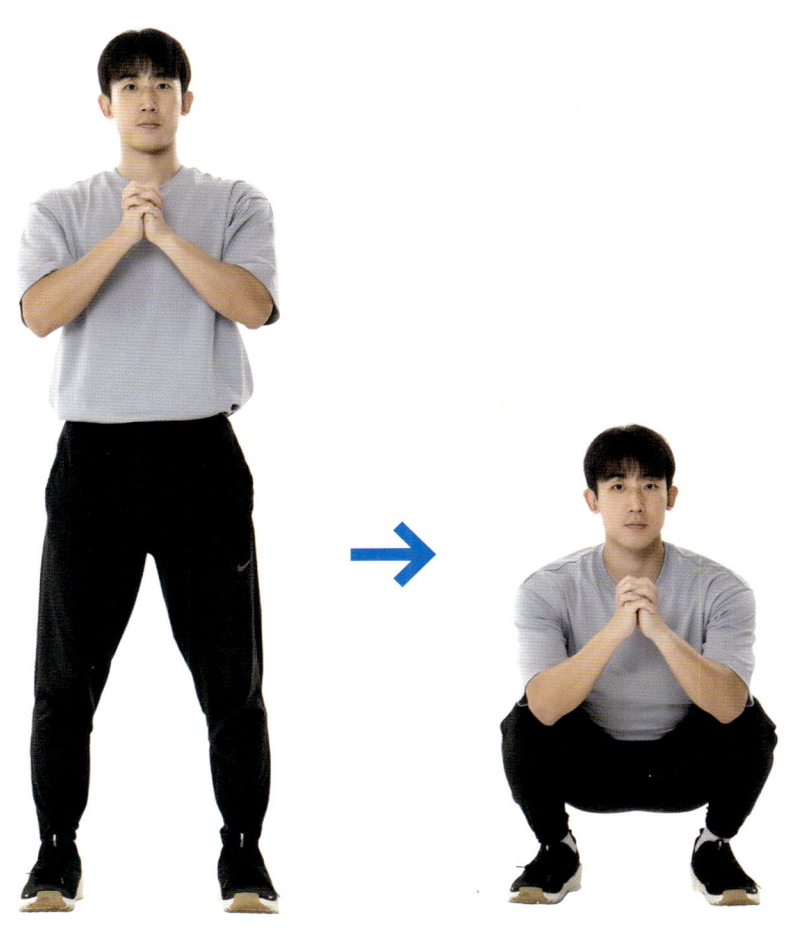

② **평가 기준**

연령대	수행 특성	평균 관찰 결과
20~39세	발뒤꿈치 들리지 않고 90° 이상 무릎 굴곡 가능	정상 수행 다수
40~59세	발목 가동성 감소로 발뒤꿈치 들림 빈도 증가	완전 스쿼트 가능하나 자세 흔들림
60~69세	고관절·무릎 가동성 저하, 허리 굴곡 보상 증가	절반 이하 깊이까지만 가능
70세 이상	발뒤꿈치 들림과 상체 전방 기울어짐	보조 없이는 깊은 스쿼트 어려움

③ **결과 해석**

- **정상 범위**: 해당 연령 평균 이상 상급 단계 운동 시행
- **경도 저하**: 평균보다 동작 수행에서 약간 어려움 → 유연성 운동 필요 중급 단계 운동 시행
- **중등도 저하**: 평균보다 동작 수행에서 많이 어려움 → 유연성 강화 운동 필수 초급 단계 운동 시행

몸통

① 동작 방법

몸통의 유연성을 테스트하는 동작으로, 천장을 보고 똑바로 누운 상태에서 오른쪽 다리를 구부려 왼쪽으로 넘기고, 고개는 반대 방향으로 돌린다. 오른쪽 무릎이 왼쪽 바닥에 가까워지도록 왼손으로 무릎을 바닥 쪽으로 누른다. 이때 오른쪽 어깨가 바닥에서 떨어지지 않도록 한다.

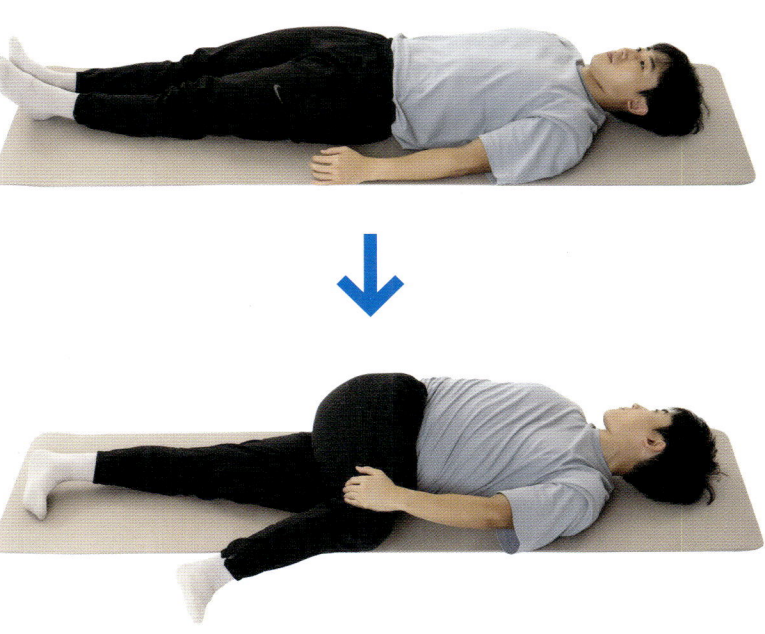

② 평가 기준

연령대	평균 관찰 결과	특징
20~39세	무릎이 바닥에 쉽게 닿고 어깨가 뜨지 않음	정상적인 몸통 회전
40~59세	무릎이 거의 바닥에 닿으나 5~10cm 어깨 들림 가능	경미한 유연성 저하
60~69세	무릎과 바닥 사이에 10~15cm 간격 발생	몸통 회전 제한 뚜렷
70세 이상	무릎과 바닥 사이 15cm 이상 간격, 어깨 동반 들림	현저한 유연성 저하, 요통 위험 증가

③ 결과 해석

- **정상 범위**: 해당 연령 평균 이상 상급 단계 운동 시행
- **경도 저하**: 평균보다 동작 수행에서 약간 어려움 → 유연성 운동 필요 중급 단계 운동 시행
- **중등도 저하**: 평균보다 동작 수행에서 많이 어려움 → 유연성 강화 운동 필수 초급 단계 운동 시행

근력: 힘의 기반 다지기

나이가 들면 근력 감소(근감소증)가 자연스럽게 발생한다. 근력이 감소하면 기초대사량이 떨어져 체지방이 쉽게 늘어나고, 대사 질환의 위험이 높아진다. 하지만 근력 운동을 규칙적으로 하면 신체 기능을 보존하고 만성 질환을 예방하고 삶의 질이 향상된다. 근력 운동은 더 이상 몸을 키우는 젊은 사람들의 전유물이 아니라, 나이 드는 것을 늦추는 데 필수 요소다.

근력 운동이 우리 몸에 미치는 긍정적인 효과는 생각보다 훨씬 더 광범위하다. 평형성과 마찬가지로 근력도 약해지면 몸의 균형을 잡기 어려워져 낙상 위험이 증가한다. 하지만 근력 운동을 통해 엉덩이와 허벅지 근육을 강화하면 낙상으로 인한 골절 위험을 현저히 낮출 수 있다. 또한 근육은 관절을 지지하고 보호하는 역할을 하므로, 근력이 충분하면 관절에 가해지는 부담이 줄어들어 퇴행성 관절염, 무릎과 허리 부상 등을 예방하고 통증을 완화하는 데 효과가 있다. 근육량이 늘어나면 기초대사량이 증가해 같은 양을 먹어도 체지방이 덜 쌓이고, 이는 혈당 조절 능력과 심장 건강에도 큰 도움이 된다.

마지막으로 근력 운동은 신체적인 변화뿐만 아니라, 스스로를 통제하고 관리한다는 만족감을 주어 정신 건강에도 좋다. 결국 근력 운동은 몸을 튼튼하게 만들고, 노화의 여러 문제도 해결해 주어 활기찬 삶을 되찾게 도와준다.

다음 동작은 나의 근력을 평가하는 셀프 테스트이다. 이 테스트를 통해 나에게 맞는 운동을 시작해 보자.

근력 셀프 테스트

상체

① 동작 방법

상체의 근력을 테스트하는 동작으로, 양손은 어깨너비로 벌려 바닥을 짚고, 양발은 골반너비로 벌리고 엎드린다. 가슴이 바닥에 거의 닿을 때까지 팔꿈치를 천천히 구부린 후 팔꿈치를 편다. 2분간 쉬지 않고 최대한 반복하며 횟수를 기록한다.

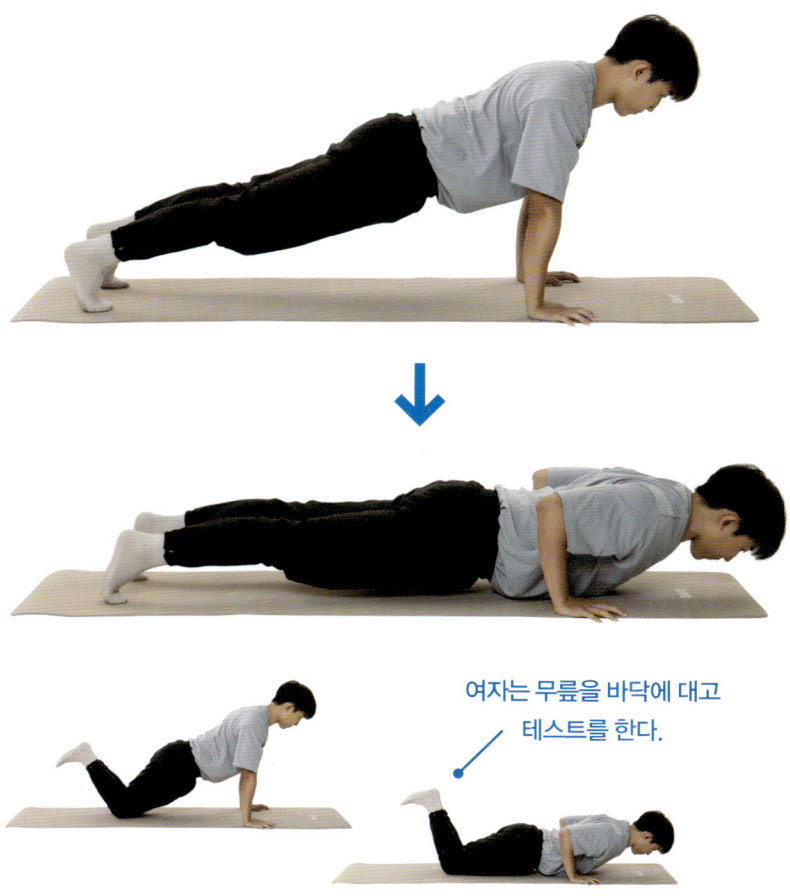

여자는 무릎을 바닥에 대고 테스트를 한다.

② 평가 기준(횟수/ 2분 기준)

연령대	남성 평균 횟수	여성 평균 횟수	특징
20~39세	20~30회	15~25회	정상적인 근력 및 지구력
40~59세	15~20회	10~15회	약간의 감소, 꾸준한 운동 시 유지 가능
60~69세	10~15회	6~10회	상지 근력 감소 뚜렷, 기능적 활동 유지 수준
70세 이상	5~10회	3~6회	일상생활 근력 유지 한계, 보조 운동 필요

③ 결과 해석

- **정상 범위**: 해당 연령 평균 이상 상급 단계 운동 시행

- **경도 저하**: 평균보다 2~3회 적음 → 근력 운동 필요
  중급 단계 운동 시행

- **중등도 저하**: 평균보다 4회 이상 적음 → 근력 강화 운동 필수
  초급 단계 운동 시행

하체

① 동작 방법

하체의 근력을 테스트하는 동작으로, 의자 앞에 약 30cm 떨어진 곳에 서서 발은 어깨너비로 벌리고 양손은 허리에 댄다. 천천히 무릎을 구부리며 엉덩이를 뒤로 밀어 의자에 닿도록 한다. 양손은 앞으로 나란히 뻗는다. 천천히 무릎을 펴며 일어선다. 2분간 쉬지 않고 최대한 반복하며 횟수를 기록한다.

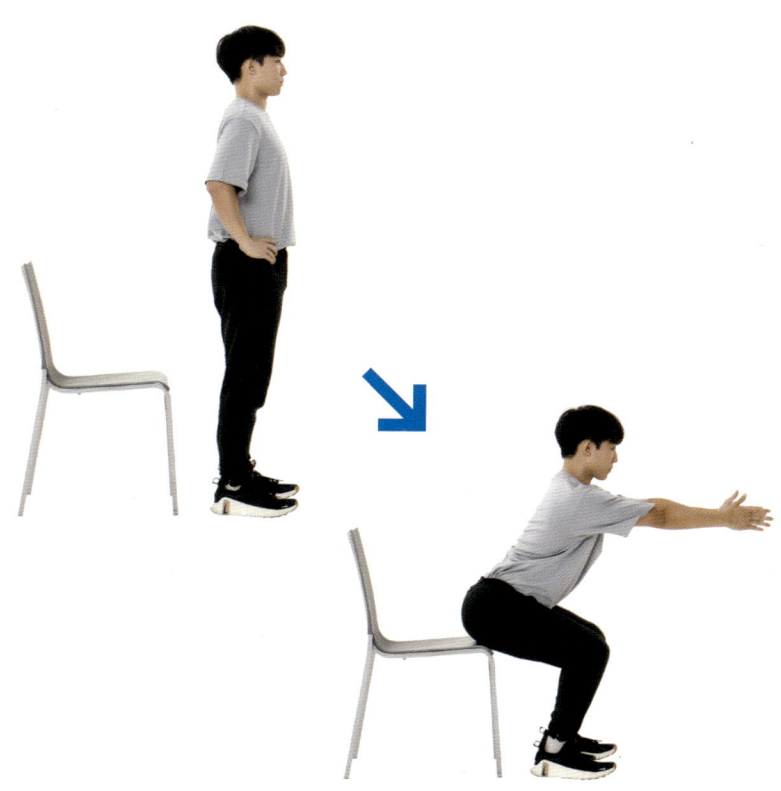

② **평가 기준(횟수/ 2분 기준)**

연령대	평균 수행 횟수	특징
20~39세	22~28회	근력 · 지구력 충분, 하체 기능 최상
40~59세	17~22회	약간 감소 시작, 운동으로 유지 가능
60~69세	12~17회	뚜렷한 감소, 균형 · 근력 운동 필요
70세 이상	8~12회	일상 동작 제한 가능, 낙상 예방 훈련 필요

③ **결과 해석**

- **정상 범위**: 해당 연령 평균 이상 상급 단계 운동 시행

- **경도 저하**: 평균보다 2~3회 적음 → 근력 운동 필요
   중급 단계 운동 시행

- **중등도 저하**: 평균보다 4회 이상 적음 → 근력 강화 운동 필수
   초급 단계 운동 시행

몸통

① 동작 방법

몸통의 근력을 테스트하는 동작으로, 천장을 보고 똑바로 눕는다. 양쪽 다리는 무릎을 구부려 세우고, 양손은 허벅지 위에 올린다. 천천히 상체를 올려서 양손이 무릎에 오도록 한다. 2분간 쉬지 않고 최대한 반복하며 횟수를 기록한다.

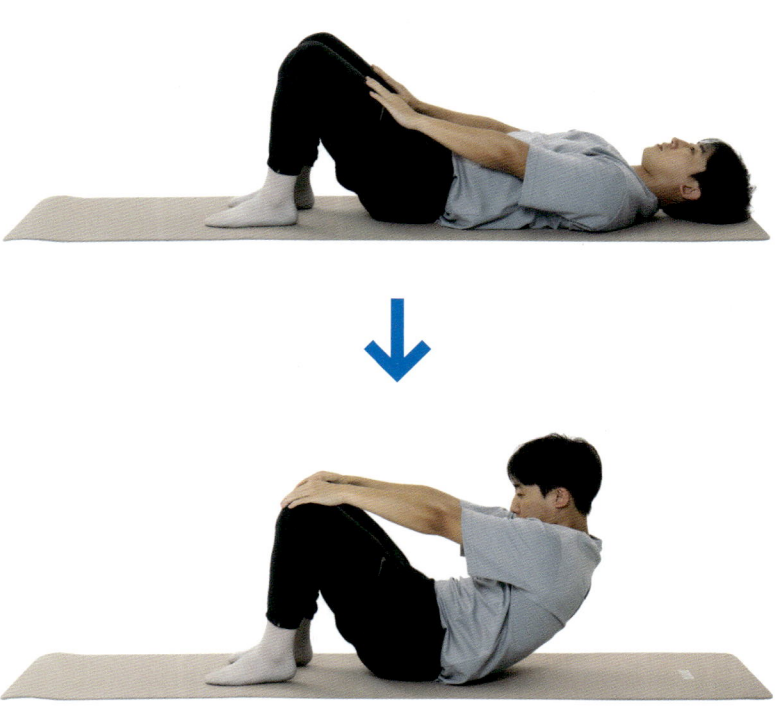

② 평가 기준(횟수/ 2분 기준)

연령대	평균 수행 횟수	특징
20~39세	30~40회	강한 코어 지구력, 정상 범위
40~59세	20~30회	다소 감소, 꾸준한 운동 시 유지 가능
60~69세	15~25회	뚜렷한 감소, 허리 근육 보상 동작 나타날 수 있음
70세 이상	10~20회	기능적 코어 약화, 낙상 및 요통 위험 증가

③ 결과 해석

- **정상 범위**: 해당 연령 평균 이상 상급 단계 운동 시행

- **경도 저하**: 평균보다 5회 이상 적음 → 근력 운동 필요
  중급 단계 운동 시행

- **중등도 저하**: 평균보다 10회 이상 적음 → 근력 강화 운동 필수
  초급 단계 운동 시행

심폐지구력: 체력 높이기

심폐지구력은 심장과 폐가 우리 몸에 산소를 효율적으로 공급해 신체 활동을 지속하도록 하는 능력이다. 우리가 체력이라고 부르는 게 바로 이것이다. 심폐지구력은 특히 중장년층과 노년층의 삶의 질을 좌우한다.

심폐지구력은 심장의 펌프 기능을 강화해 혈액순환을 원활하게 만들고 혈압 조절 및 심박수를 안정시키고 심혈관 건강을 개선시켜서 고혈압, 동맥경화, 심근경색을 예방한다. 또한 나이가 들면서 감소하는 폐활량을 유지하고, 횡격막과 같은 호흡근을 강화해 산소 공급 능력을 증가시킨다. 이는 천식이나 만성 폐쇄성 폐 질환(COPD) 같은 질병을 예방하는 효과도 있다.

심폐지구력을 키우는 운동은 우리가 흔히 말하는 유산소 운동으로, 비만, 당뇨병, 고지혈증까지 예방해 준다. 또 인슐린 감수성을 높여 혈당 조절 능력을 향상시키며, 기초대사량을 증가시켜 체지방을 효과적으로 연소하도록 돕는다. 심폐지구력 운동을 꾸준히 하면 하체 근력이 강화되고, 골밀도가 증가해 골다공증을 예방할 수 있으며, 균형 감각이 유지되어 낙상 위험도 줄일 수 있다.

또한 뇌로 가는 혈류를 증가시켜 치매와 알츠하이머병을 예방하는 데 도움을 주고, 스트레스 호르몬인 코르티솔 수치를 감소시키는 동시에, 행복 호르몬인 세로토닌 분비를 촉진시켜 우울증과 불안감을 완화하는 효과도 있다. 결국 심폐지구력 운동은 체력을 높이는 것뿐 아니라, 우리 몸의 모든 시스템을 젊고 건강하게 만드는 저속노화의 필수 운동이라고 할 수 있다.

다음 동작은 나의 심폐지구력을 평가하는 셀프 테스트이다. 이 테스트를 통해 나에게 맞는 운동을 시작해 보자.

심폐지구력
셀프 테스트

① **동작 방법**

심폐지구력을 테스트하는 동작으로, 벽 앞에 서서 무릎을 높이 들어 올리며 제자리 걸음을 걷는다. 이때 벽에 자신의 허벅지 중간 정도 위치를 표기하고, 무릎을 그 위치까지 올리는 게 중요하다. 2분간 쉬지 않고 걷고, 총 횟수를 기록한다.

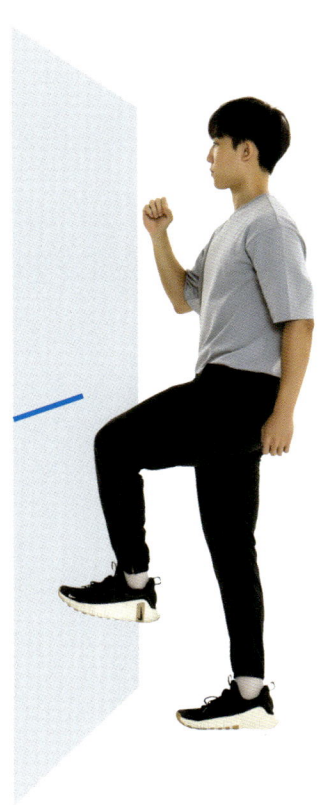

② 평가 기준(횟수/ 2분 기준)

연령대	평균 횟수	특징
20~39세	100~120회	심폐지구력 우수, 젊은 성인 정상 범위
40~59세	80~100회	약간 감소, 규칙적 운동으로 충분히 유지 가능
60~69세	65~85회	뚜렷한 감소, 지구력 향상 운동 필요
70세 이상	55~75회	낮은 심폐지구력, 낙상 및 심혈관질환 위험 증가

③ 결과 해석

- **정상 범위**: 해당 연령 평균 이상 상급 단계 운동 시행

- **경도 저하**: 평균보다 10~15회 적음 → 심폐지구력 운동 필요
  중급 단계 운동 시행

- **중등도 저하**: 평균보다 20회 이상 적음 → 심폐지구력 강화 운동 필수 초급 단계 운동 시행

민첩성: 신체 반응 속도 높이기

민첩성은 신체의 방향이나 위치를 빠르고 효율적으로 바꾸는 능력으로, 낙상 위험이 많은 중장년층과 노년층에서는 반드시 신경 써야 하는 부분이다.

민첩성이 좋으면 갑작스러운 장애물을 피하거나 균형을 잃었을 때 빠르게 몸을 움직일 수 있어, 낙상 사고를 예방할 수 있다. 젊었을 때는 넘어져도 타박상 정도겠지만, 나이가 들면 관절이 약해지기 때문에 골절로 이어질 수 있어서 위험하다. 그래서 민첩성은 아주 중요하다.

민첩성 운동은 계단을 오르내리거나 버스에 탈 때처럼 방향을 빠르게 전환해야 하는 일상적인 활동을 할 때도 안전하고 자신감 있게 수행하도록 돕는다. 무엇보다 중추 신경계와 근육 간의 신호 전달 속도를 높여 반응력을 향상시키고, 운동 반응 속도 및 신경-근육 협응력을 증가시킨다. 이로 인해 몸이 빠르고 정확하게 움직이게 되어 일상에서 불필요한 움직임이나 어색한 자세를 줄일 수 있다. 또한 관절의 가동성이 증가하며, 몸의 중심을 잡아주는 코어 근육과 하체 근력이 자연스럽게 강화된다. 또한 유연성도 좋아진다.

다음 동작은 나의 민첩성을 평가하는 셀프 테스트다. 이 테스트를 통해 나에게 맞는 운동을 시작해 보자.

민첩성 셀프 테스트

① **동작 방법**

민첩성을 테스트하는 동작으로, 바닥에 가로 1m, 세로 1m 길이의 선을 +자로 그어 4개의 구역을 만들고, 각 구역을 정해진 순서대로 점프한다. 양발을 모아 10초 동안 1-2-3-4-3-2-1 순서대로 점프하고, 점프 횟수를 기록한다. 이때 양발이 동시에 착지하지 않았거나 구역을 넘어가거나 선을 밟은 경우는 횟수에서 제외한다.

▶▶▶ 무릎이나 발목에 부상이나 통증이 있는 경우는 테스트하지 않는다.

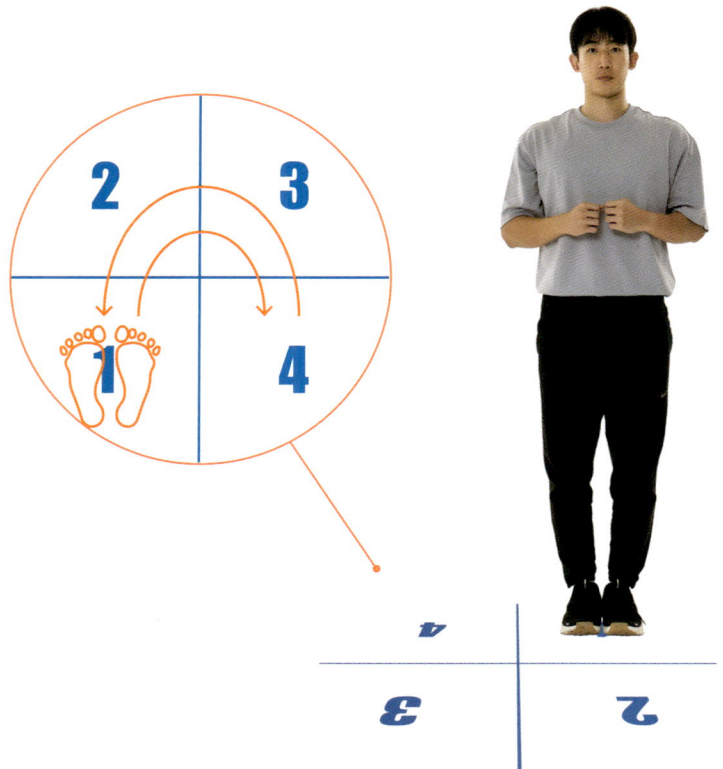

② 평가 기준(10초 기준)

연령대	평균 수행 횟수	특징
20~39세	18~22회	빠른 순발력과 높은 민첩성
40~59세	14~18회	반응 속도 감소 시작, 운동 시 충분히 유지 가능
60~69세	10~14회	신경근 협응력 저하, 보행 시 위험성 증가
70세 이상	6~10회	민첩성 저하 뚜렷, 낙상 위험군

③ 결과 해석

- **정상 범위**: 해당 연령 평균 이상　상급 단계 운동 시행

- **경도 저하**: 평균보다 3~4회 적음 → 민첩성 운동 필요
　　　　중급 단계 운동 시행

- **중등도 저하**: 평균보다 5회 이상 적음 → 민첩성 강화 운동 필수
　　　　초급 단계 운동 시행

운동 전후 준비와 회복

운동하는 것만큼이나 중요한 건 운동 전과 후의 관리다. 운동을 하면 피로한데, 피로가 쌓인 상태에서 운동을 반복하면 부상을 입을 수 있다. 좋은 컨디션을 유지하면서 운동 효과를 제대로 얻기 위해서는 운동 전 올바른 준비와 운동 후 충분한 회복이 중요하다.

준비 운동은 부상 위험을 낮추는 중요한 과정이다. 운동마다 해야 하는 준비 운동도 다르다. 고강도 운동을 하기 전에 가장 좋은 준비 운동은 가벼운 조깅이나 천천히 자전거 타기이다. 이러한 운동은 근육으로 가는 혈류를 증가시켜 체온을 높이고 운동에 대비할 수 있도록 심혈관계를 준비시킨다. 근육이 충분히 준비되면 갑작스러운 움직임이나 긴장감으로 인한 근육통을 최소화할 수 있다.

숨이 약간 차는 정도의 중강도 운동을 하기 전에는 전신 스트레칭을 하면 좋다. 고개 돌리기부터 손목·발목 풀기, 한쪽 팔을 반대쪽으로 당겨서 어깨 스트레칭, 허리 돌리기 등 근육을 늘이고, 체온을 서서히 올리는 동작들을 해주면 부상을 예방할 수 있다.

운동 후에는 몸을 안정시키는 정리 운동을 해야 한다. 정리 운동은 높아진 심박수와 혈압을 천천히 정상 수준으로 낮추는 것을 목표로 한다. 갑자기 모든 움직임을 멈추면 몸에 무리가 갈 수 있다. 예를 들어, 달리기를 했다면 마지막 10분 정도는 빠르게 걷기로 속도를 서서히 줄이는 것이 좋다. 이는 혈류를 조절하고 몸의 피로를 서서히 풀어주어 신체적·정신적 회복을 돕는다.

운동의 효과는 회복 과정에서 완성된다. 완벽한 회복을 위해서는 충분한 수면과 휴식, 그리고 적절한 수분과 영양 섭취가 가장 중요하다. 운동량이 많다면 하루 7~9시간의 수면이 필요하고, 일정한 취침 루틴을 만들어두면 숙면을 취하는 데 큰 도움이 된다. 또한 탈수는 피로, 경련, 두통을 유발하므로 운동 중에는 15분마다 150~250ml의 물을 마시고, 운동이 길어지거나 고강도의 운동을 하는 경우에는 스포츠 음료나 과일, 채소로 전해질과 영양소를 보충하는 게 좋다.

운동을 하지 않는 날에는 요가, 스트레칭, 폼롤러 등을 통해 유연성과 근육 이완을 돕고, 회복을 촉진할 수 있다. 마지막으로, 명상, 심호흡, 일기 쓰기, 또는 친구와 대화를 나누는 것도 좋다. 스트레스를 관리하는 것은 회복을 돕고 운동 성과를 높이는 데 큰 도움이 된다. 이 모든 노력이 다음 운동의 효율성을 높이고, 전반적인 건강을 도와주기에 신경 써야 한다.

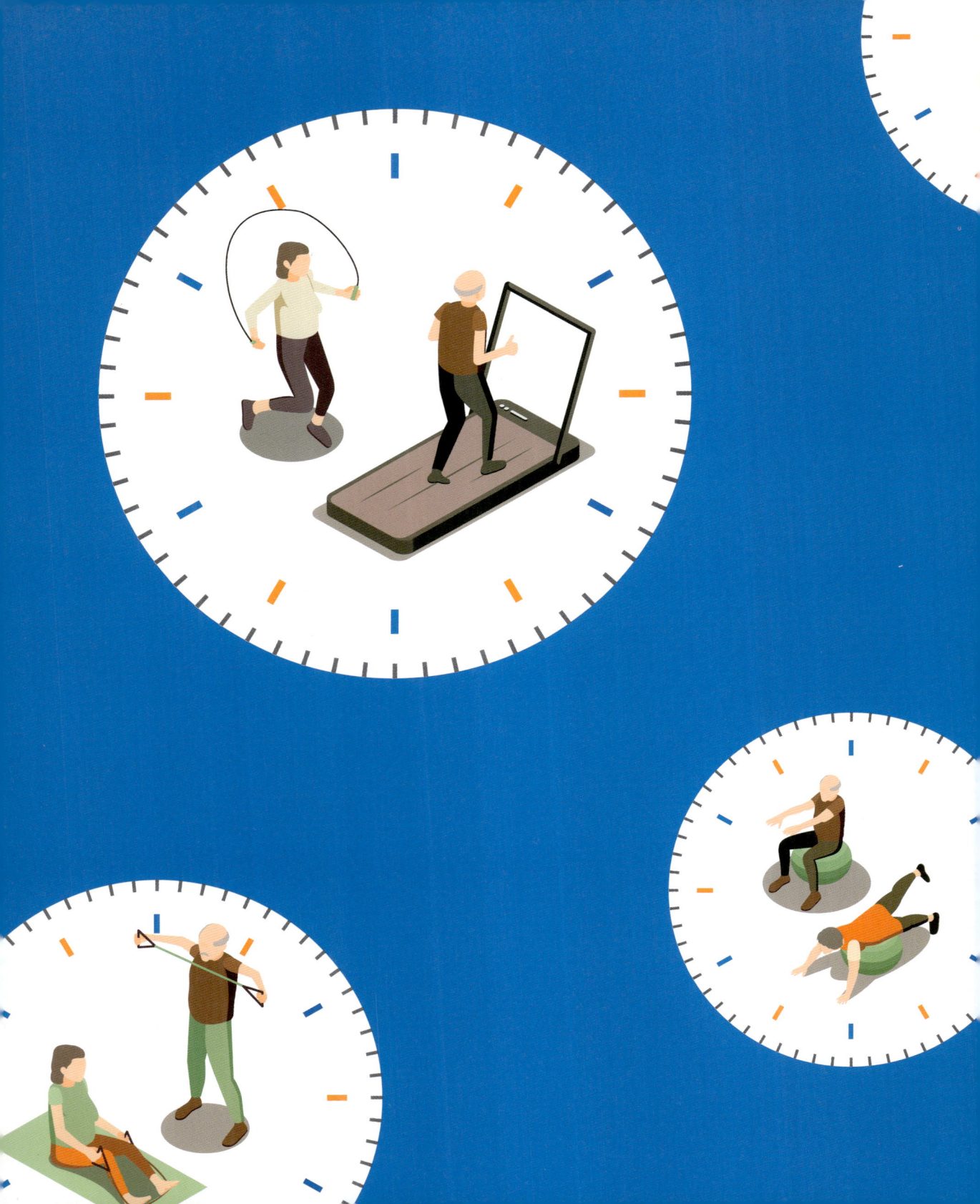

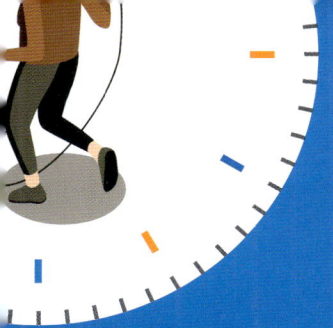
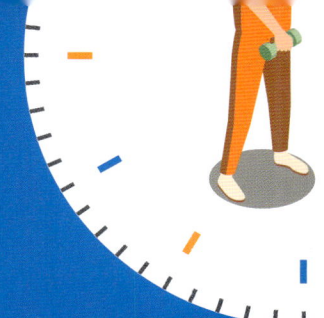

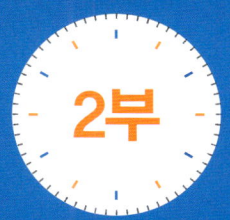

2부
저속노화 5대 필수 운동법

운동을 통해 저속노화를 위한 5가지 요소의 균형을 지켜주어야 신체 기능을 유지하고 대사 질환을 예방하고, 낙상, 근감소증, 근골격계 부상의 위험을 줄일 수 있다. 본인이 좋아하거나 잘하는 운동만 하다 보면 신체 기능에 불균형이 생기고 건강에 문제가 생길 가능성이 크다. 그러므로 신체 기능을 균형 있게 발달시키는 운동을 해야 하고, 나이가 들면 들수록 신체 불균형은 더욱 심해지므로 반드시 서로 보완이 되는 운동을 해야 한다.

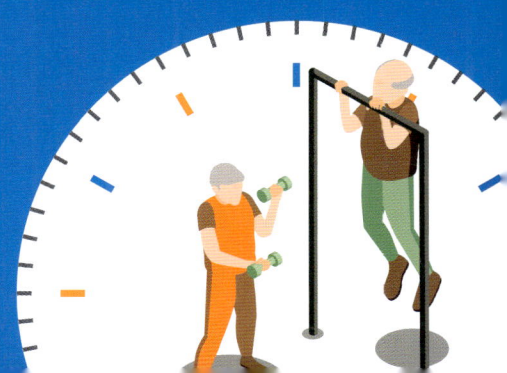

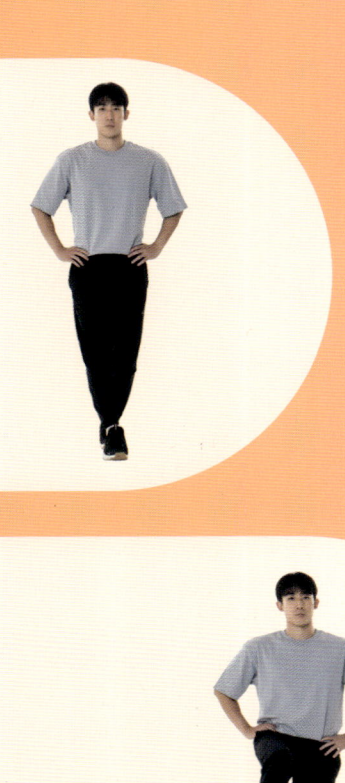
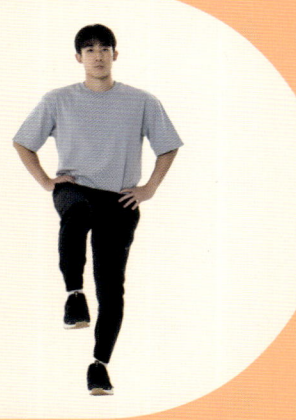
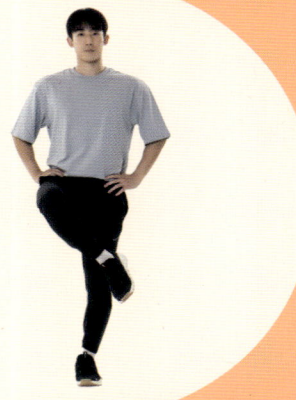

평형성

평형성 운동은 노화로 약해진 균형 감각과 안정성을 유지하고, 낙상을 예방하며, 신체 조절 능력을 향상시키는 운동이다. 나이가 들면 시각, 전정기관, 근육과 관절의 기능이 전반적으로 떨어지는데, 평형성 운동은 이러한 감각 기능을 강화시켜 몸의 흔들림을 줄이고 안정적인 자세를 유지시키며 보행 능력을 향상시킨다.

평형성 운동에서 집중해야 할 점은 중심을 잡는 능력으로 코어 근육(복부, 허리, 엉덩이)을 강화해 몸의 균형을 유지하고, 호흡 중 호기(내쉬는 숨)를 통해서 복부와 허리를 조이며 중심을 단단히 유지하는 것이다. 체중을 이동할 때는 한쪽 발에서 다른 발로 부드럽게 이동해 균형을 조절하고, 상체가 과도하게 흔들리지 않고 천천히 이동하는 것이 중요하다. 시선은 정면을 바라보면서 시각적 안정성을 확보하고 머리를 고정시킨다. 동작 중 시선이 흔들리지 않아야 평형성 운동이 더 잘 된다.

초급 양발 나란히 두고 균형 잡기

 운동 효과

양발을 나란히 일자로 두고 서서 자세를 유지함으로써, 신체의 균형을 유지하고 조절하는 능력을 향상시킨다.

1 양손은 허리에 올리고, 양발은 골반너비로 벌리고 선다.

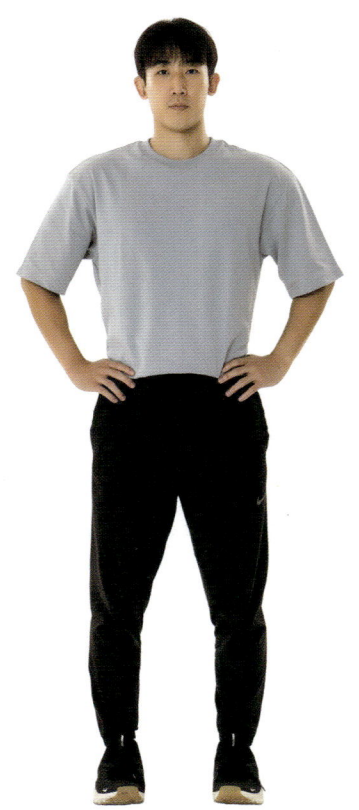

| 운동 횟수 일주일에 7회 | 시간×세트 30초(좌우 각각)×3세트 |

호흡법

자연스럽게 호흡하되 최대한 깊게 들이마시고 내쉰다.

2 오른쪽 발뒤꿈치가 왼쪽 발가락 앞에 오도록 이동시켜 두 발이 나란히 일자가 되도록 선다. 반대쪽 다리도 동일하게 실시한다.

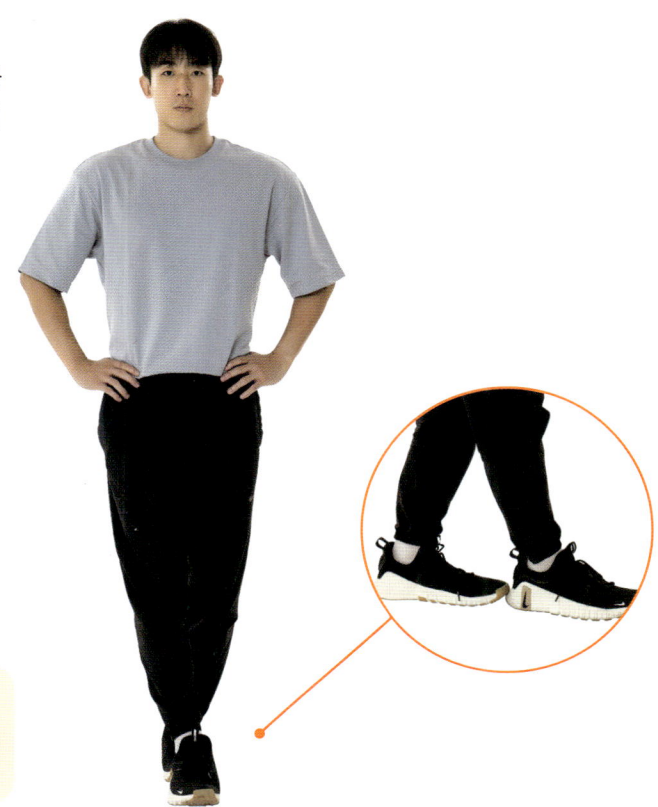

 TIP
균형을 잃어 넘어질 수 있으니 벽 가까운 곳에 서서 운동한다.

중급 한쪽 다리로 균형 잡기

 운동 효과

한쪽 다리만으로 서서 균형을 잡음으로써, 균형 감각, 코어 근육, 하체 근육을 강화시킨다.

1 양손은 허리에 올리고, 양발은 골반너비로 벌리고 선다.

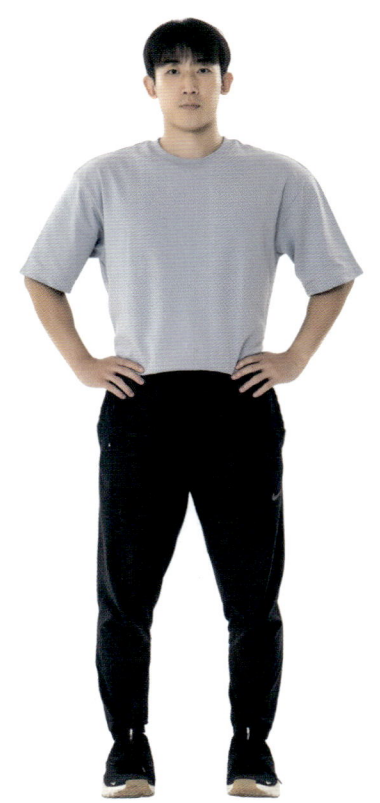

| 운동 횟수 | 일주일에 7회 | 시간X세트 | 60초(좌우 각각)×3세트 |

 호흡법

자연스럽게 호흡하되 최대한 깊게 들이마시고 내쉰다.

2 오른쪽 무릎을 90도로 구부려 들어 올린다. 반대쪽 다리도 동일하게 실시한다.

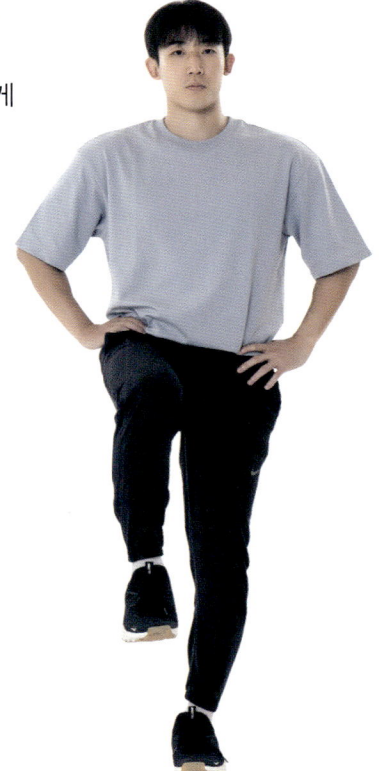

상급 한 발로 서서 숫자 쓰기

운동 효과

한쪽 다리로 서서 균형을 잡고 다른 쪽 다리를 움직임으로써, 균형감과 민첩성, 하체 근력을 향상시켜 낙상을 예방하고 올바른 보행을 하도록 돕는다.

1 양손은 허리에 올리고, 양발은 골반너비로 벌리고 서서 오른쪽 무릎을 90도로 구부려 들어 올린다.

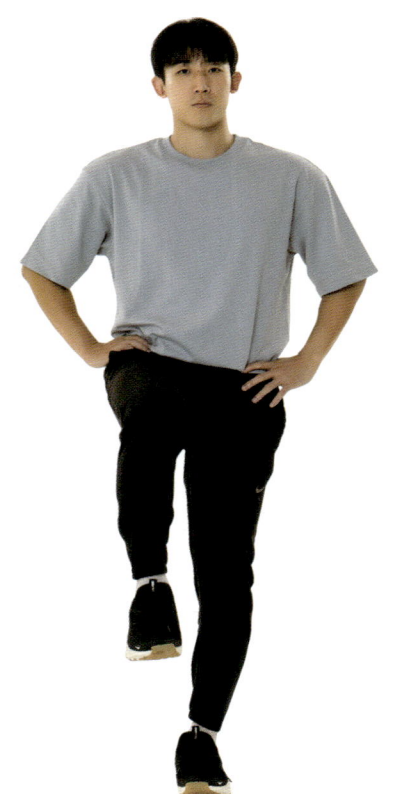

| 운동 횟수 | 일주일에 7회 | 시간×세트 | 1~10까지 숫자 쓰기(좌우 각각) ×3세트 |

호흡법

발로 숫자를 쓸 때 숨을 내쉰다.

2 들어 올린 다리의 발끝으로 1~10까지의 숫자를 천천히 쓴다.
반대쪽 다리도 동일하게 실시한다.

+ TIP
10까지 숫자를 쓸 수 없다면 꾸준히 연습해 쓸 수 있게 한다.

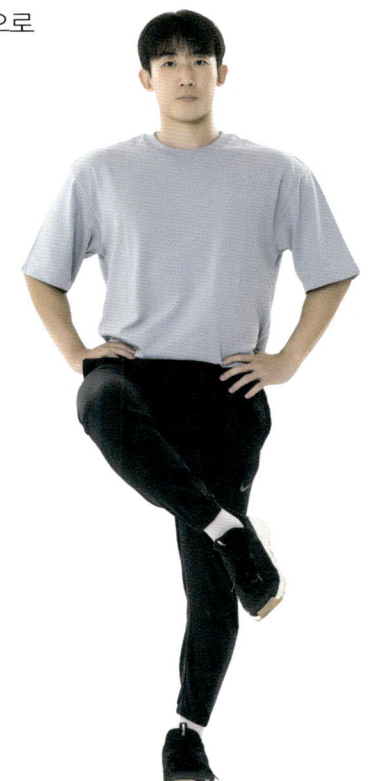

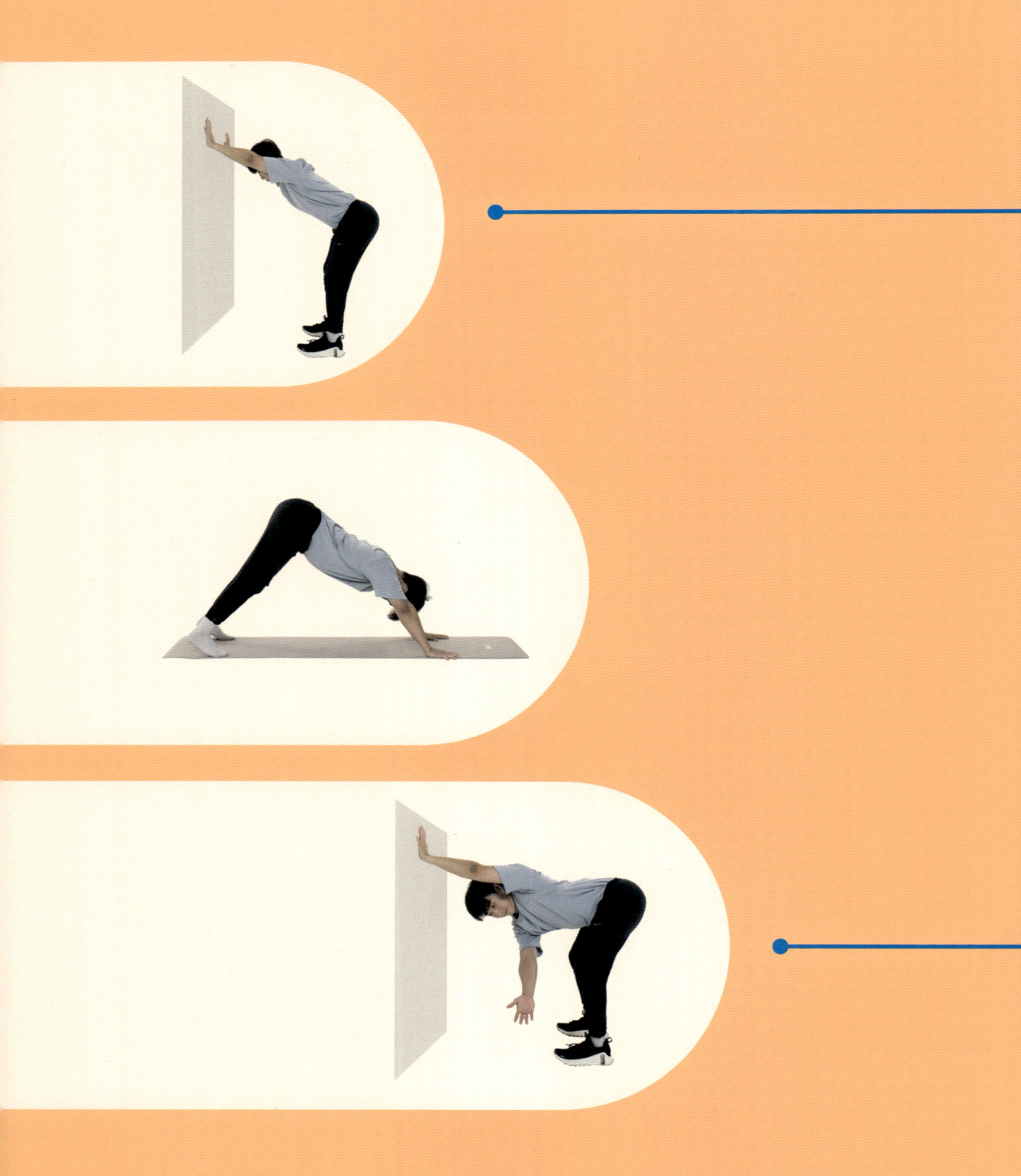

유연성

유연성 운동은 관절의 가동 범위를 넓히고 근육을 부드럽게 만들어 부상 예방과 운동 능력 향상에 중요한 역할을 한다. 나이가 들면 근육과 인대가 짧아지고 탄력을 잃어 관절의 움직임이 제한된다. 그래서 관절과 근육의 유연성을 유지하는 것은 일상생활의 움직임을 유지하고, 부상을 예방하는 데 중요하며, 근력 운동 전에 해야 하는 필수 운동이다.

유연성 운동에서 집중해야 할 점은 천천히 근육을 늘이고, 정확한 자세를 유지하는 것이다. 그래야 효과가 좋고 부상을 예방할 수 있다. 좌우의 유연성에 차이가 있다면 상대적으로 더 굳어 있는 쪽을 1~2세트 추가적으로 운동해 균형을 맞추는 게 좋다.

유연성 운동을 할 때는 반동을 주지 않고, 통증이 느껴지면 멈추어야 하며, 관절에 무리가 가지 않도록 강도를 조절해야 부상 없이 운동할 수 있다. 이로써 효과적으로 근육이 늘어나게 되어 피로가 회복되며, 그다음에 하는 운동의 효과를 더 잘 볼 수 있다.

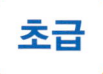 **양손 벽 밀기 스트레칭**

 운동 효과

벽을 이용한 스트레칭으로 가슴, 등, 어깨 근육을 유연하게 만드는 동시에 강화시키며, 근육통 예방과 관절 기능 개선에도 큰 도움을 준다.

1 벽을 마주 보고 서서 양발은 어깨너비로 벌리고, 양손은 어깨너비로 벌려 벽에 댄다.

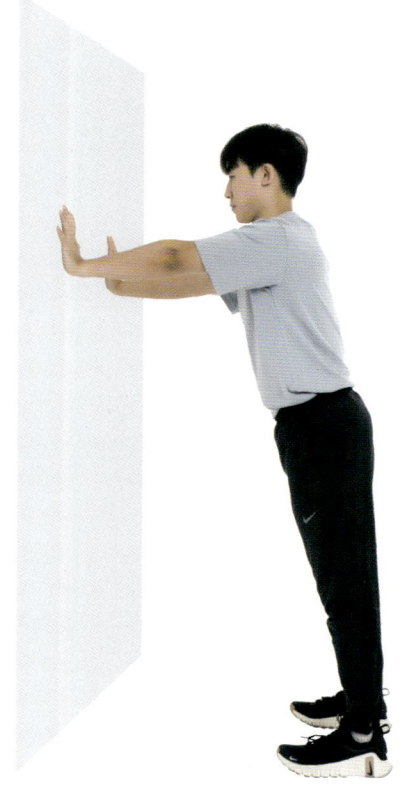

| 운동 횟수 | 일주일에 7회 | 시간×세트 | 15회×3세트 |

호흡법

가슴을 바닥 쪽으로 내리며 숨을 내쉰다.

2 엉덩이를 뒤쪽으로 내밀면서 가슴과 얼굴을 바닥 쪽으로 내린다.

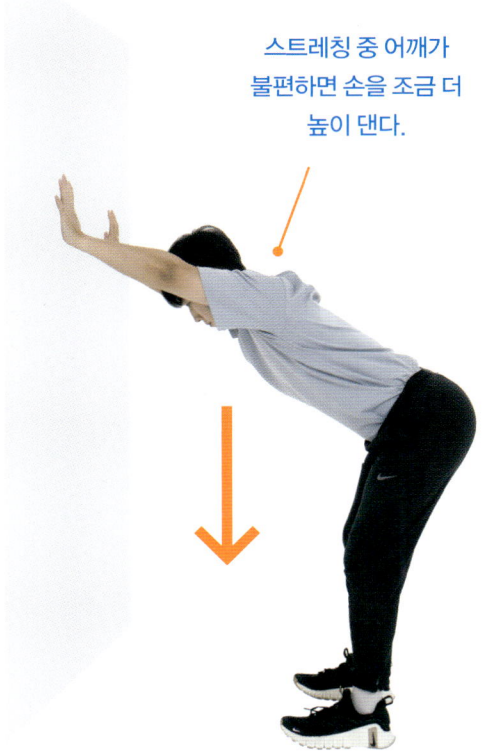

스트레칭 중 어깨가 불편하면 손을 조금 더 높이 댄다.

엎드려서 전신 스트레칭

운동 효과

상체와 하체를 한번에 스트레칭하는 동작으로, 어깨, 등, 햄스트링, 종아리의 유연성을 향상시키고, 코어 근육과 상체 근력을 강화시킨다.

1 네발 기기 자세로 바닥에 엎드린다.
양손은 어깨너비보다 약간 넓게 벌리고,
양쪽 무릎과 발은 골반너비로 벌린다.

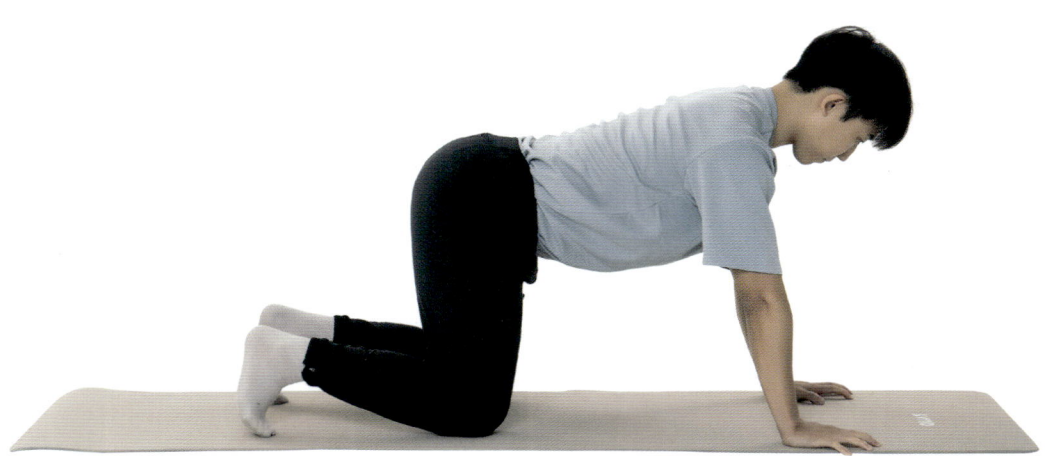

| 운동 횟수 일주일에 7회 | 시간×세트 30초×3세트 |

호흡법

엉덩이를 들어 올리며 숨을 내쉰다.

2 엉덩이를 천장 쪽으로 높이 들어 올린다.

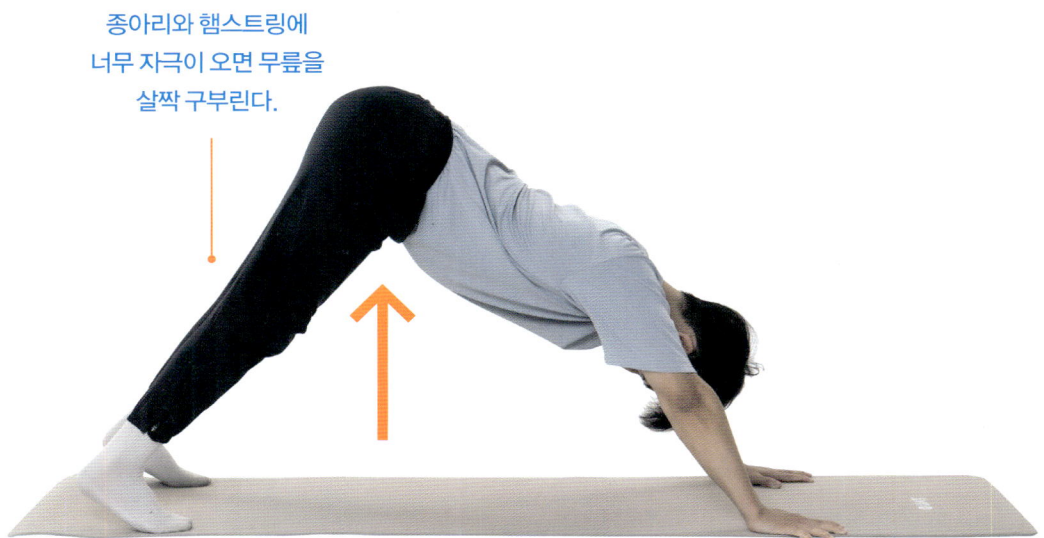

종아리와 햄스트링에 너무 자극이 오면 무릎을 살짝 구부린다.

벽 잡고 회전 스트레칭

운동 효과

벽을 이용한 스트레칭으로 어깨와 척추의 가동성, 유연성을 높이고, 등과 허리를 이완시킨다.

1 양손은 어깨너비로 벌려 허리 높이 정도의 벽을 짚고, 양발은 어깨너비로 벌리고 허리를 구부린다.

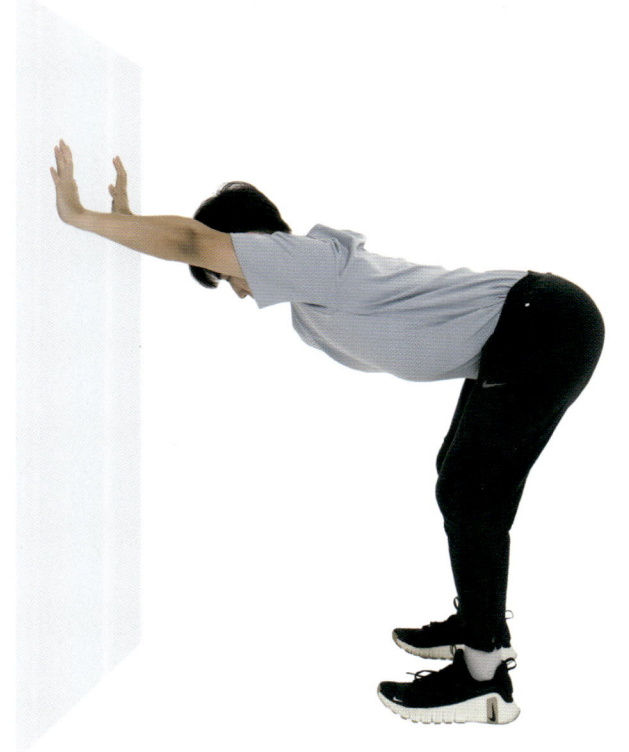

| 운동 횟수 | 일주일에 7회 | 시간×세트 | 30초(좌우 각각)×3세트 |

🎯 호흡법

팔을 바닥 쪽으로 내리며 최대한 길게 숨을 내쉰다.

2 오른손을 가슴 안쪽으로 넣어 반대 방향으로 시선과 함께 회전한다. 반대쪽도 동일하게 실시한다.

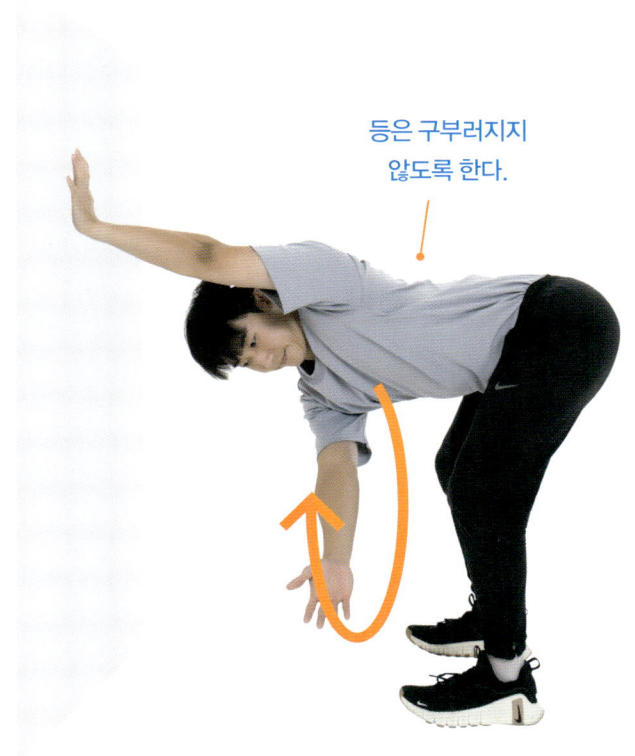

등은 구부러지지 않도록 한다.

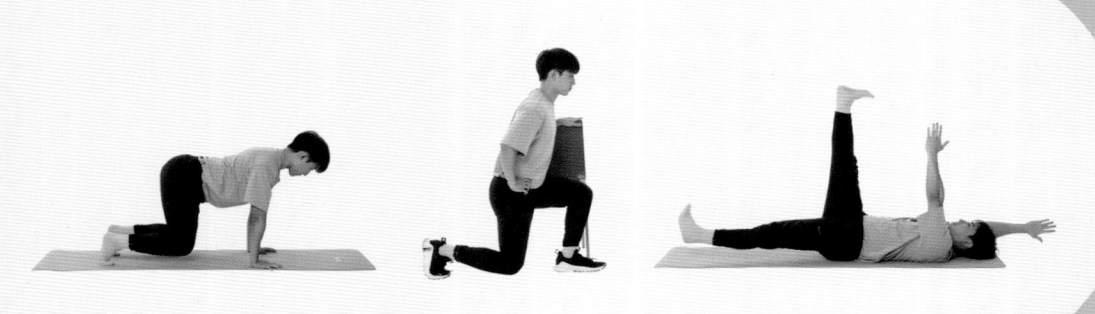
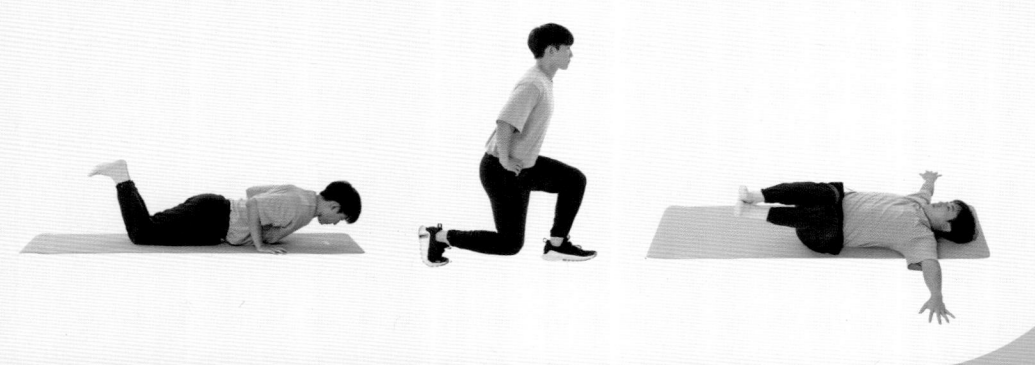
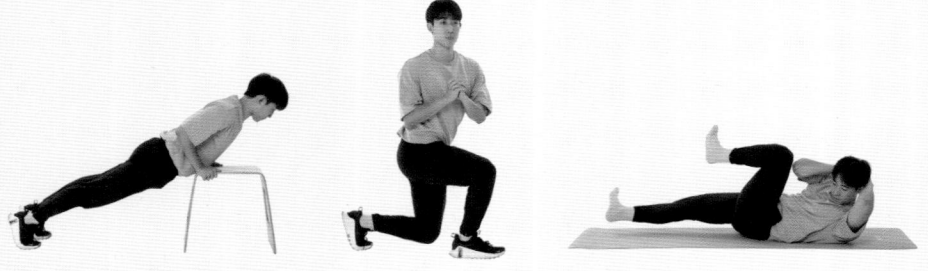

근력

근력은 생존에 필수적인 요소로 약해지면 몸에 활력이 없어지고, 에너지 저장 능력이 떨어지며, 대사 질환을 포함한 노화의 직접적인 원인이 되기 때문에 저속노화 운동에 매우 중요한 요소이다. 근력 운동은 근육량 감소를 늦추고, 뼈에 적절한 부하를 주어 골밀도를 높이며, 골다공증 및 골절 위험을 낮춘다. 근육이 뼈와 관절을 안정적으로 지지해주기 때문에 관절염 통증 완화에도 도움이 된다.

근력 운동에서 집중해야 할 점은 정확한 자세를 유지하고, 운동을 하는 동안 근육에 자극이 느껴지는지 의식하는 것이다. 정확한 동작으로 운동하지 않을 경우, 운동이 반복될수록 몸에 불편감과 함께 부상이 발생할 수 있다. 또한 근력 운동은 다른 운동과 달리 상체, 하체, 몸통을 한 세트로 묶어서 해야 한다. 한 부위만 집중적으로 키우면 근육의 불균형이 생겨서 오히려 자세가 흐트러지고, 더 큰 부상으로 이어질 수 있다.

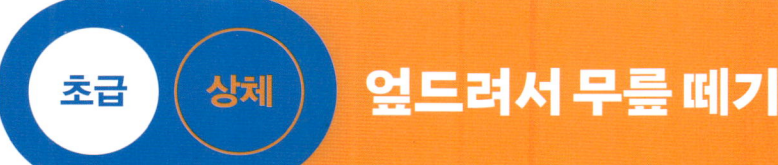

엎드려서 무릎 떼기

 운동 효과

쉬워 보여도 전신 안정성과 협응력을 강화시키는 운동이다. 특히 어깨, 팔 근력을 키우는 데 효과적이며, 다리와 코어 근육도 키운다.

1 네발 기기 자세로 바닥에 엎드린다. 양손은 어깨너비보다 약간 넓게 벌리고, 양쪽 무릎과 발은 골반너비로 벌린다.

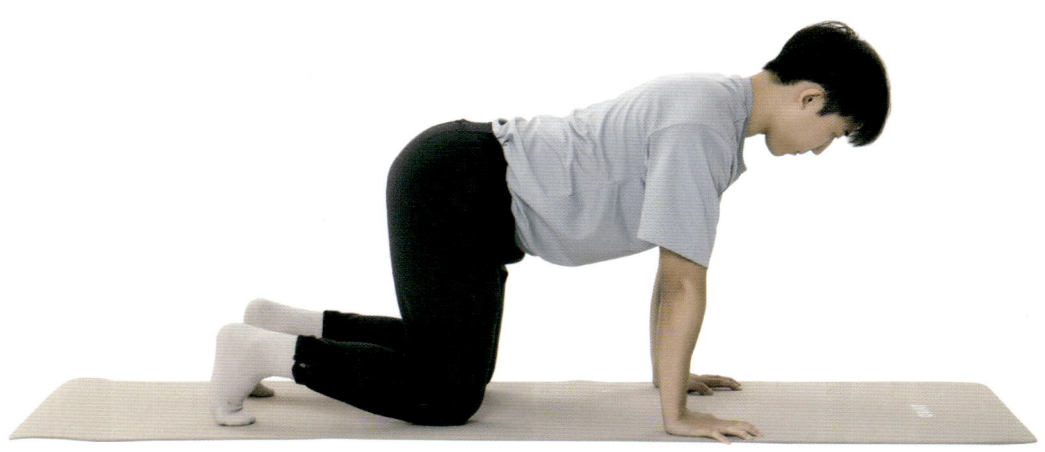

| 운동 횟수 | 일주일에 3회 | 시간×세트 | 30초×3세트 |

 ### 호흡법

무릎을 바닥에서 떼면서 호흡을 내쉰다.

2 양쪽 무릎을 천천히 바닥에서 **5cm** 정도 떼고 **10~30초** 유지한 후, 천천히 무릎을 내린다.

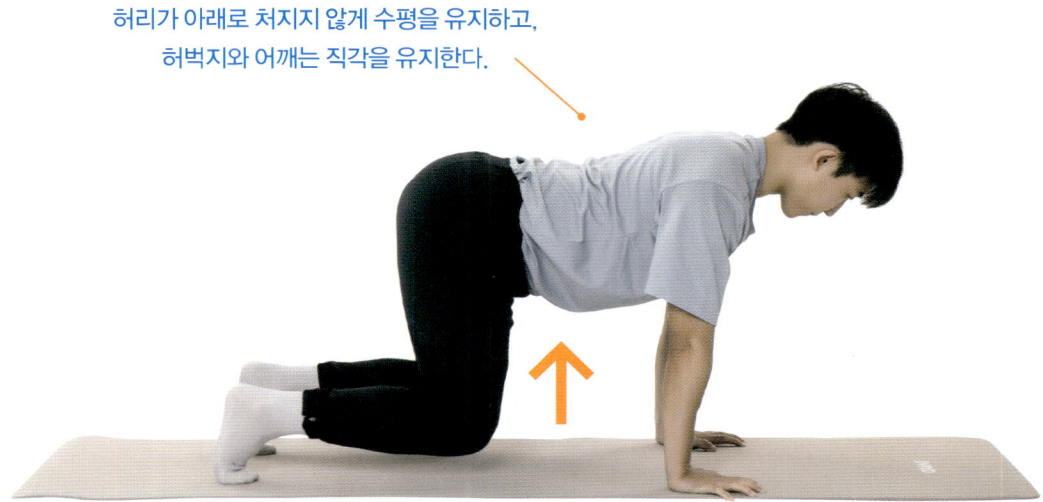

허리가 아래로 처지지 않게 수평을 유지하고, 허벅지와 어깨는 직각을 유지한다.

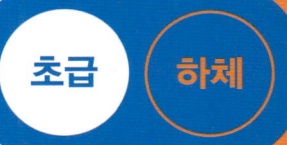

의자 잡고 무릎 구부리기

 운동 효과

런지가 어려운 초급자를 위해 의자를 잡고 무릎을 구부리는 운동으로, 허벅지와 엉덩이 근육을 강화시키고, 균형감과 코어 안정성을 키우는 데 효과적이다.

1 왼손은 의자를 잡고,
오른손은 허리에 올린다.
양발은 골반너비로
벌리고 선다.

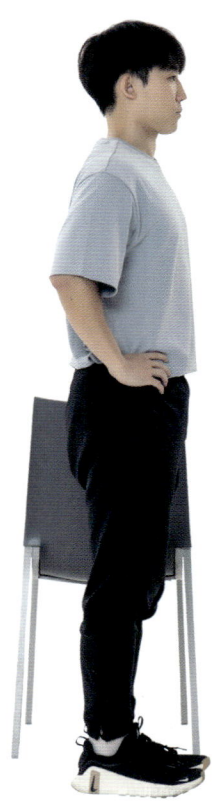

| 운동 횟수 일주일에 3회 | 시간X세트 30초(좌우 각각)×3세트 |

 호흡법

무릎을 구부리며 숨을 내쉰다.

2 오른쪽 다리를 뒤로 보내며, 양쪽 무릎이 90도가 될 때까지 구부렸다가 1번 동작으로 돌아온다. 반대쪽 다리도 동일하게 실시한다.

 TIP
엉덩이 근육을 더욱 키우고 싶다면 상체를 앞으로 살짝 숙인다.

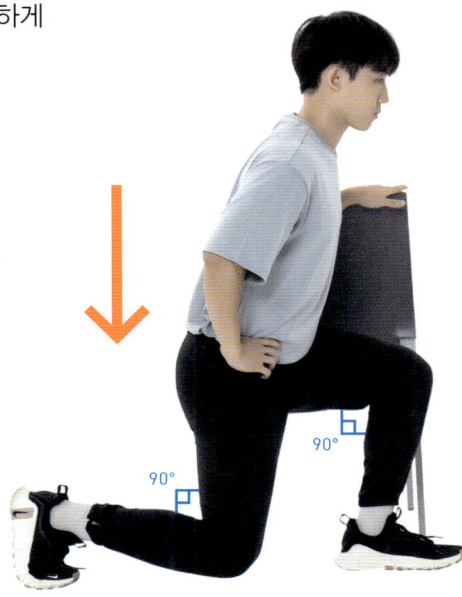

초급 | 몸통 | 누워서 팔다리 뻗기

 운동 효과

누워서 코어를 키우는 운동으로, 팔과 다리를 내릴 때 흔들리지 않도록 균형을 잡으면서 신경근 협응력이 높아지고, 코어 근육과 허리 안정성을 강화시킨다.

1 천장을 보고 똑바로 바닥에 누운 상태에서 팔과 다리를 천장을 향해 뻗는다. 이때 팔, 다리와 몸통이 90도가 되게 한다.

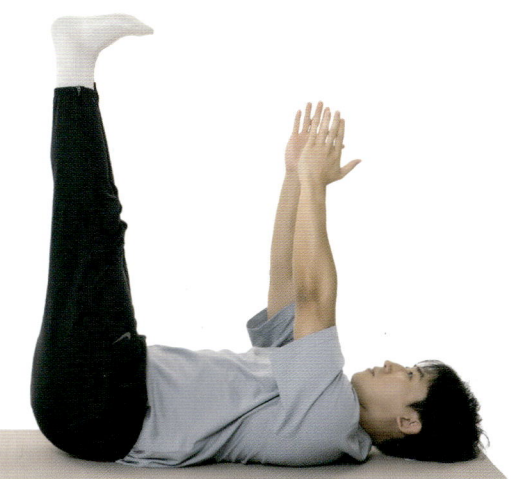

| 운동 횟수 | 일주일에 3회 | 시간×세트 | 15회(좌우 각각)×3세트 |

호흡법

팔과 다리를 내리며 숨을 내쉰다.

2 오른쪽 팔과 왼쪽 다리를 동시에 바닥으로 내렸다가 1번 동작으로 돌아온다. 이때 팔과 다리는 바닥에 닿기 직전까지만 내린다. 반대쪽도 동일하게 실시한다.

허리가 바닥에서 뜨지 않도록 주의한다.

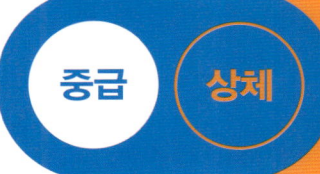

무릎 대고 팔굽혀펴기

 운동 효과

상체 근력과 코어 근육을 키우는 최고의 운동으로, 특히 가슴과 삼두근, 어깨를 강화하는 데 효과적이다.

1 바닥에 무릎을 대고 엎드리고,
양손은 어깨너비보다 조금 더 넓게 벌려 바닥을 짚는다.

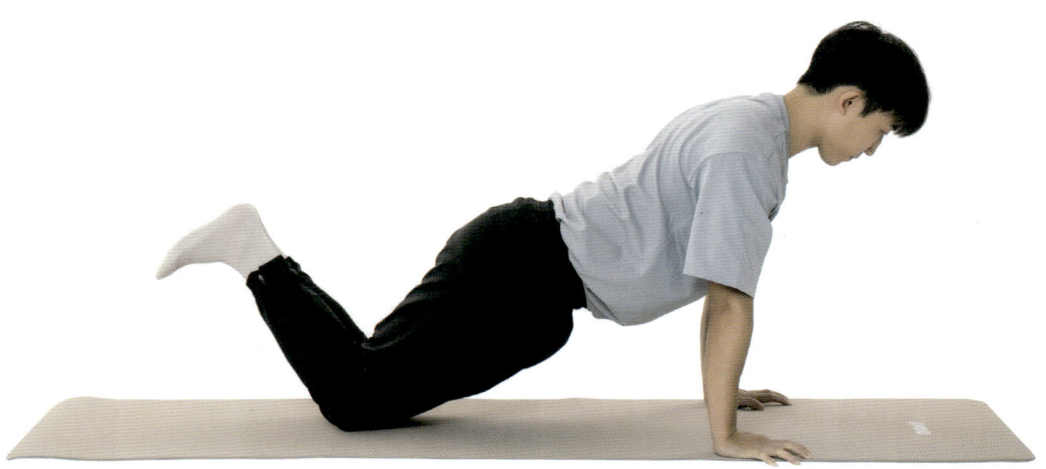

| 운동 횟수 | 일주일에 3회 | 시간X세트 | 15회×3세트 |

호흡법

팔을 구부리며 숨을 내쉰다.

2 천천히 팔을 구부리며
가슴이 땅에 닿기 직전까지 내려갔다가
1번 동작으로 돌아온다.

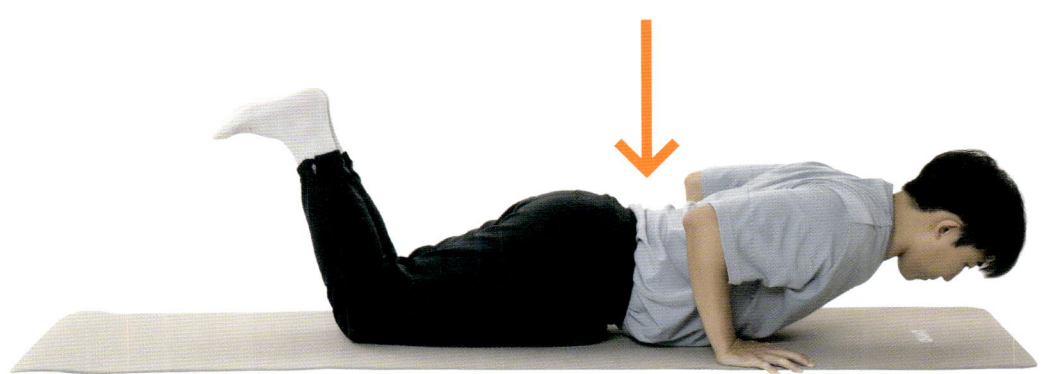

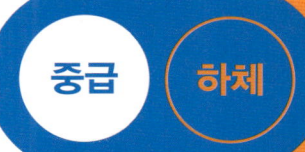

제자리에서 무릎 구부리기

  운동 효과

하체 근력 강화에 탁월한 운동으로, 허벅지 앞쪽과 엉덩이 근육, 햄스트링 근력을 강화하고 균형감을 향상시키는 데 효과적이다.

1 양손을 허리에 올리고, 양발은 골반너비로 벌리고 선다.

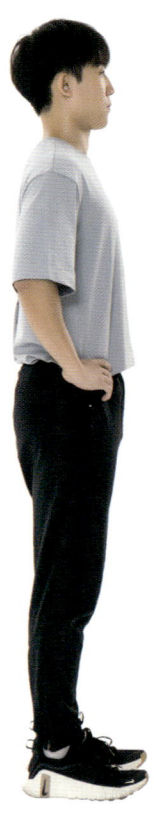

| 운동 횟수 | 일주일에 3회 | 시간X세트 | 15회(좌우 각각)×3세트 |

 호흡법

무릎을 구부리며 숨을 내쉰다.

2 오른쪽 다리를 뒤로 보내며, 양쪽 무릎이 90도가 될 때까지 구부렸다가 1번 동작으로 돌아온다. 반대쪽 다리도 동일하게 실시한다.

 TIP
무릎에 불편함이 있다면 아프지 않은 만큼만 내려갔다가 올라온다.

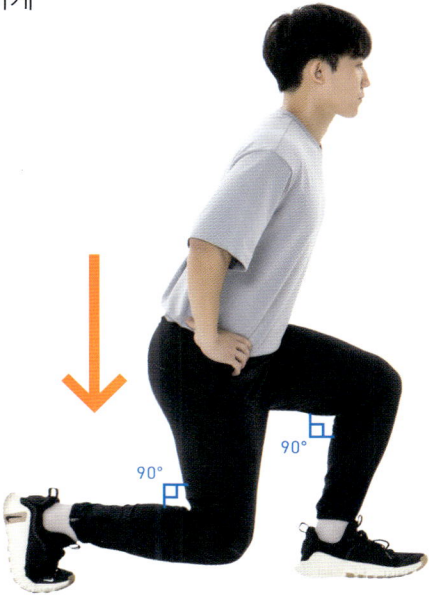

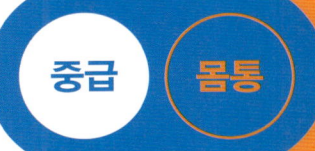

누워서 다리 좌우 움직이기

중급 / 몸통

운동 효과

자동차 와이퍼가 움직이는 것처럼 누워서 다리를 좌우로 움직이는 운동으로, 코어 및 복사근을 강화하고, 허리의 안정성을 향상시키는 데 효과적이다.

1 천장을 보고 똑바로 바닥에 누운 상태에서 양팔은 좌우로 나란히 벌리고, 다리는 들어 올려 무릎을 90도로 구부린다.

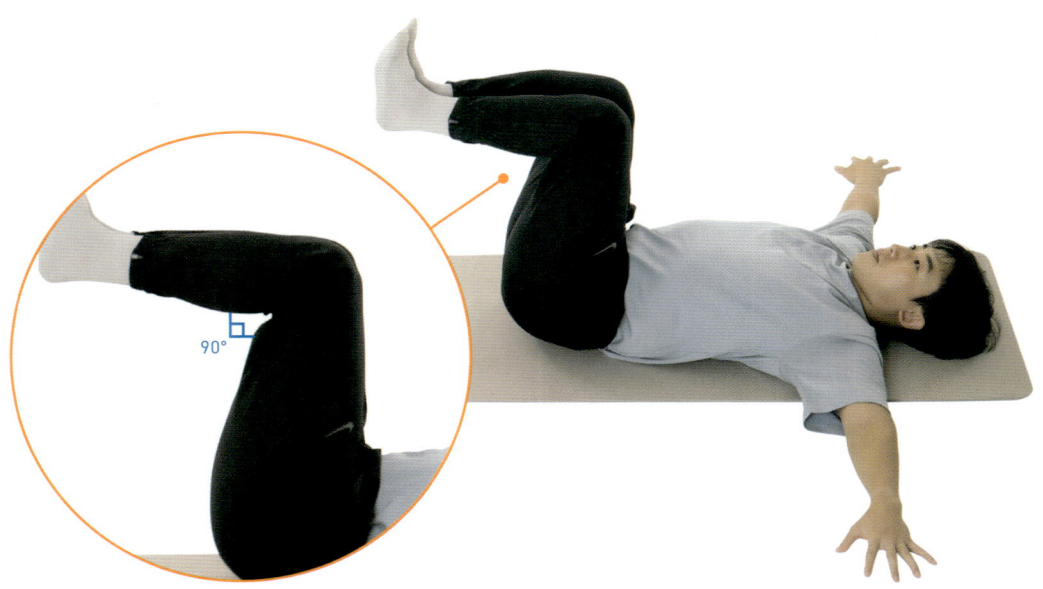

| 운동 횟수 | 일주일에 3회 | 시간X세트 | 15회(좌우 왕복)×3세트 |

호흡법

무릎을 바닥 쪽으로 내릴 때 숨을 내쉰다.

2 양쪽 다리를 천천히 왼쪽으로
45도 내려갔다가
1번 동작으로 돌아온다.
반대로 오른쪽으로 내려갔다가
돌아온다.

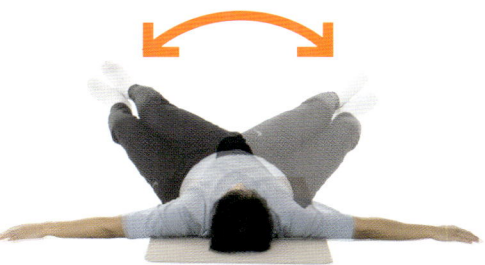

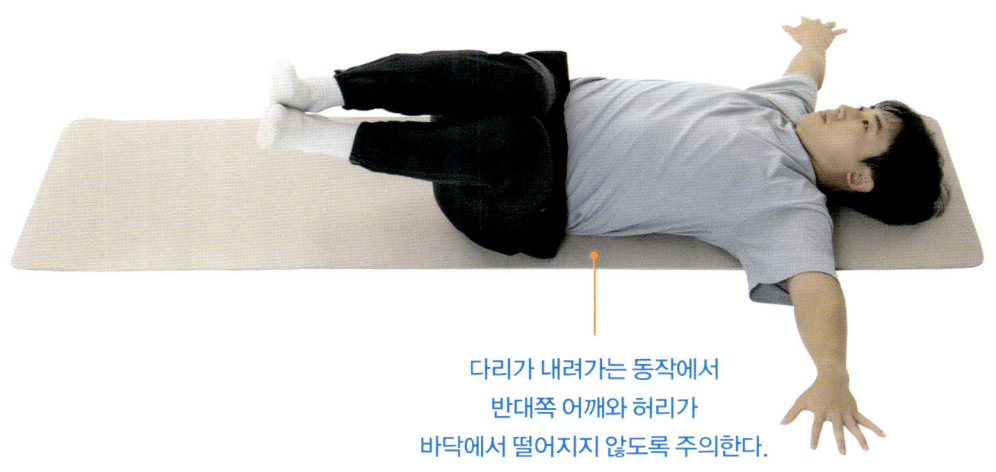

다리가 내려가는 동작에서
반대쪽 어깨와 허리가
바닥에서 떨어지지 않도록 주의한다.

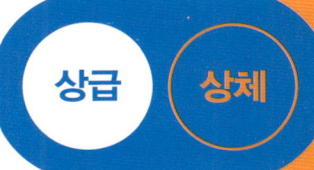

테이블 팔굽혀펴기

 ### 운동 효과

일반적인 팔굽혀펴기보다 몸의 경사를 높여 체중 부하를 줄이는 운동으로, 가슴, 삼두박근, 어깨, 코어 근육을 강화하는 데 효과적이다.

1 양손은 어깨너비로 벌려 테이블 또는 의자를 짚고, 양발은 골반너비로 벌린다.

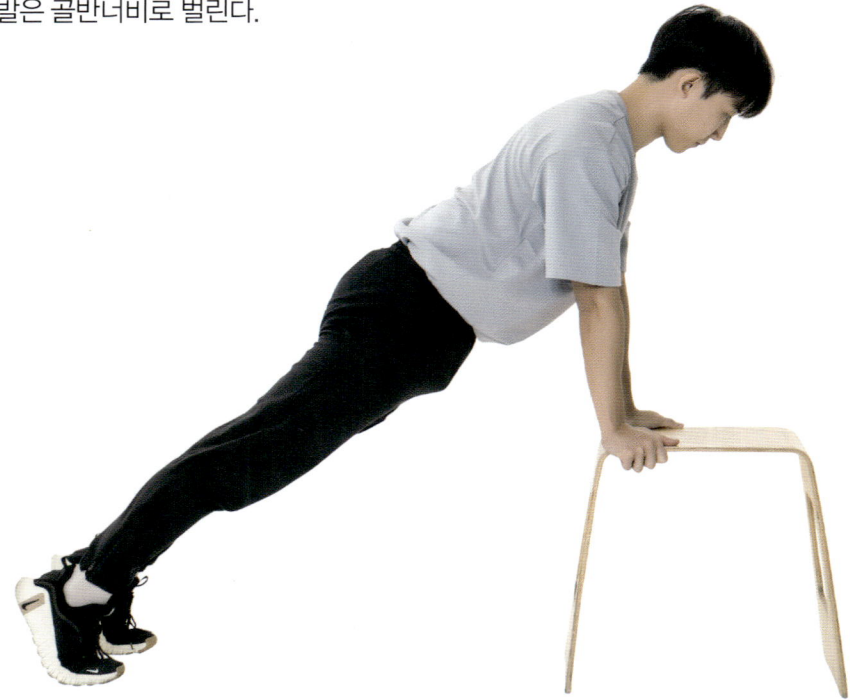

| 운동 횟수 일주일에 3회 | 시간×세트 20회×3세트 |

 호흡법

팔을 구부리며 숨을 내쉰다.

2 천천히 팔을 구부리며
가슴이 테이블 또는 의자에 닿기 직전까지
내려갔다가 1번 동작으로 돌아온다.

머리부터 발끝까지
일직선을 유지한다.

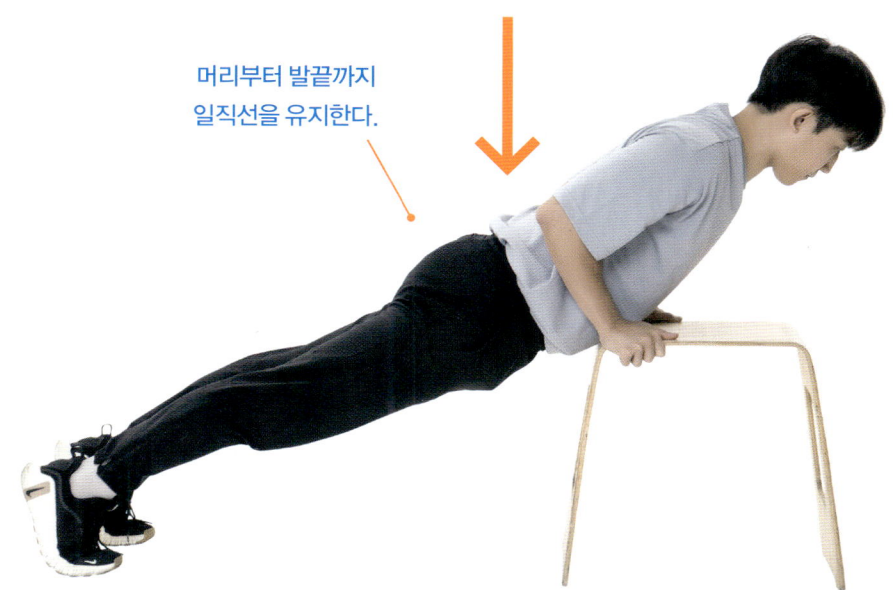

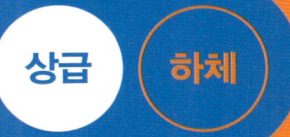 **무릎 구부리며 몸통 회전하기**

 운동 효과

일반적인 런지 동작에 상체 회전 동작을 더한 복합 운동으로, 하체 근력, 엉덩이, 코어 근육, 균형 능력을 동시에 향상시킨다.

1 양손은 가슴 앞에 마주 잡고, 양발은 골반너비로 벌리고 선다.

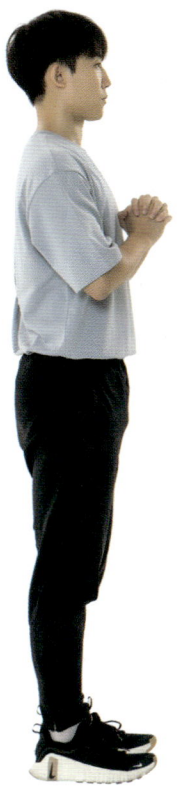

| 운동 횟수 | 일주일에 3회 | 시간×세트 | 15회(좌우 각각)×3세트 |

 호흡법

몸통이 회전하는 동작에서 숨을 내쉰다.

2 왼쪽 다리를 뒤로 보내며 양쪽 무릎을 90도로 구부리고, 몸통을 오른쪽으로 회전했다가 1번 동작으로 돌아온다. 반대쪽도 동일하게 실시한다.

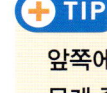 **TIP**
앞쪽에 위치한 다리에 무게 중심이 70% 정도 있어야 안정적이다.

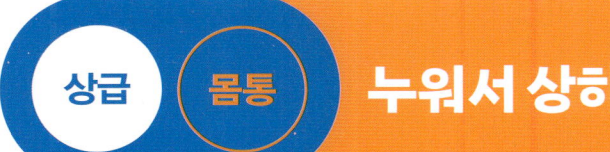

누워서 상하체 들기

 운동 효과

복부를 집중적으로 강화시키는 운동으로, 특히 복직근과 내외복사근, 코어 근육을 강화하는 데 효과적이다.

1 천장을 보고 바닥에 똑바로 누운 상태에서 양손은 머리 뒤로 깍지를 끼고, 양발은 골반너비로 벌린다.

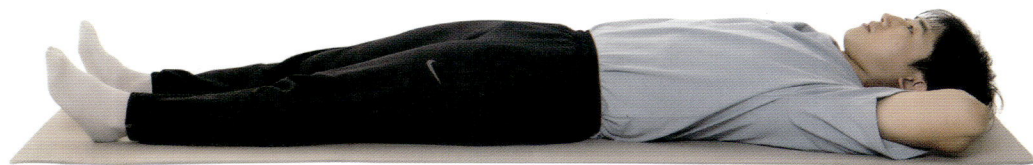

| 운동 횟수 | 일주일에 3회 | 시간×세트 | 30회(좌우 각각)×3세트 |

호흡법

팔꿈치와 무릎이 가까워질 때 숨을 내쉰다.

2 오른쪽 팔꿈치는 내리고 왼쪽 무릎은 올려 서로 닿게 하고, 1번 동작으로 돌아온다. 반대쪽도 동일하게 실시한다.

 **TIP**
몸통이 회전하는 쪽으로 시선이 같이 움직여야 효과가 좋다.

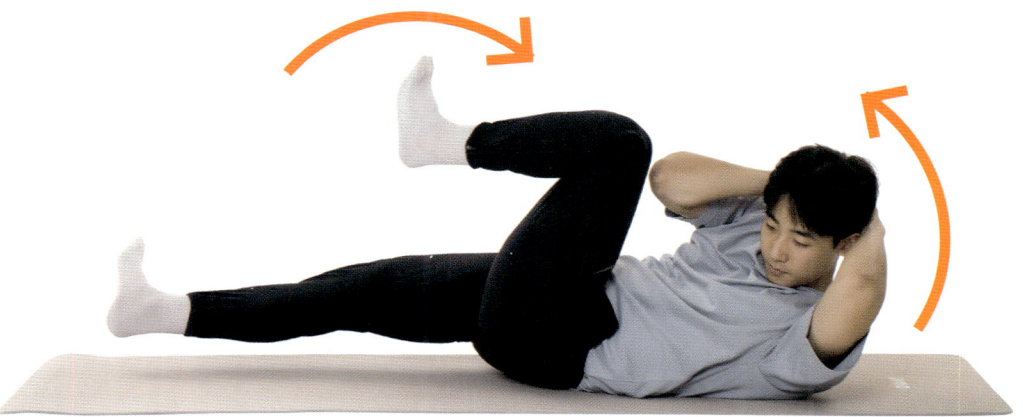

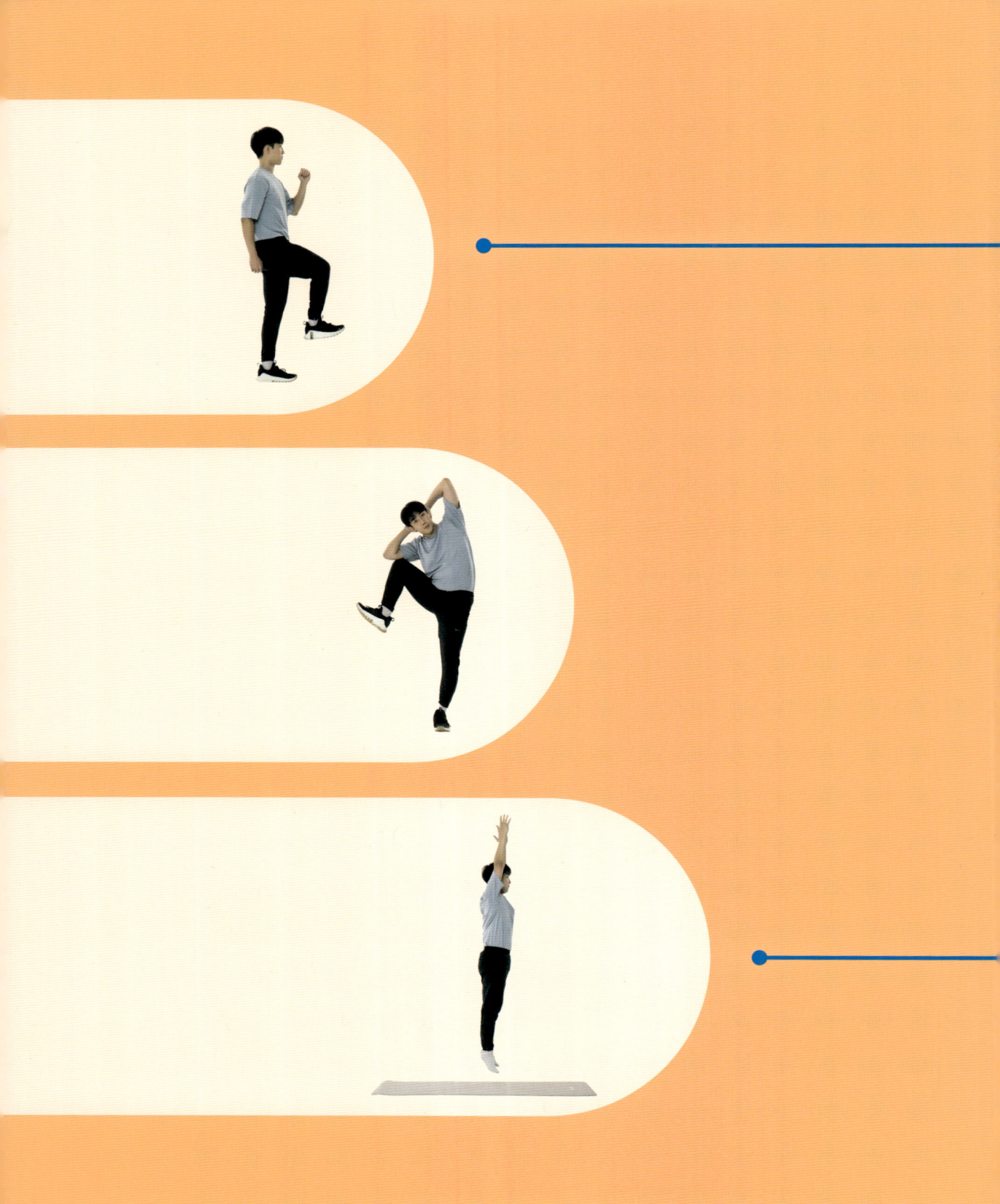

심폐지구력

심폐지구력 운동은 중장년층, 노년층의 삶의 질을 높이는 데 필수적이다. 나이가 들면 자연스레 심장과 폐의 기능이 떨어지고, 혈관의 탄력도 예전 같지 않아 고혈압과 동맥경화 같은 심혈관 질환의 위험이 높아진다.

심폐지구력 운동은 이러한 질병을 예방하고, 혈액 순환을 개선시키며, 심장과 폐를 튼튼하게 만들어준다. 또한 뇌로 가는 혈류량을 증가시켜 뇌의 퇴화를 늦추고, 인지 기능 저하를 예방하는 데도 좋다.

심폐지구력 운동에서 집중해야 할 점은 리드미컬한 전신 움직임을 유지하고, 운동 중 호흡은 깊고 일정하게 코로 들이마시고 입으로 내쉬는 것이다. 운동 중에는 체중 이동 및 균형을 유지하기 위해 발바닥 전체로 착지하는 습관을 가지고, 팔 동작을 크게 하면서 운동을 하면 산소 소비량이 증가해서 심폐 기능 향상에 더욱 도움이 된다.

초급 제자리 걷기

운동 효과

특별히 준비할 것 없이 어디서나 할 수 있는 유산소 운동으로, 심폐지구력, 하체 근력, 균형감을 향상시킨다.

1 허리를 곧게 펴고 시선은 정면을 향하고 바르게 선다.

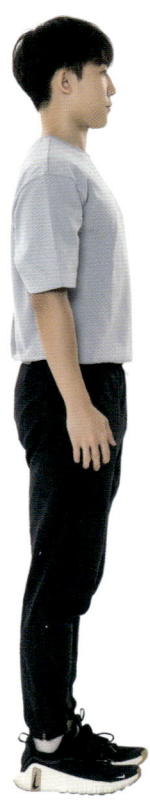

| 운동 횟수 | 일주일에 3회 | 시간X세트 | 2분×3세트 |

호흡법

자연스럽게 호흡하되 규칙적으로 숨을 내쉰다(예시: 좌측 발이 지면에 닿을 때).

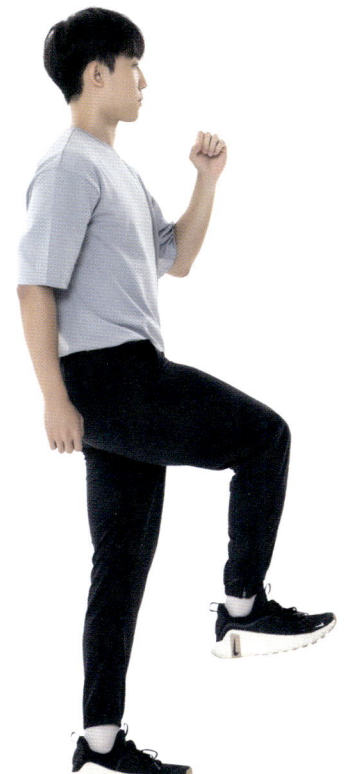

2 양팔을 자연스럽게 앞뒤로 흔들며 걷는다. 이때 평소 걷는 것보다 무릎을 높이 들어 올리고, 양팔도 세차게 흔든다.

➕ TIP
양쪽 무릎이 모두 올라온 것을 1회로 해서 몇 번을 반복했는지 기록한다. 같은 시간에 반복 횟수가 많아져야 운동 효과가 있다.

중급 서서 팔꿈치 무릎 닿기

운동 효과

상체와 하체를 함께 움직이는 유산소 운동으로, 심폐지구력 향상은 물론이고 하체 근력, 균형 능력, 복부 밑 옆구리 근육을 향상시킨다.

1 양손은 머리 뒤로 깍지를 끼고, 양발은 어깨너비로 벌리고 선다.

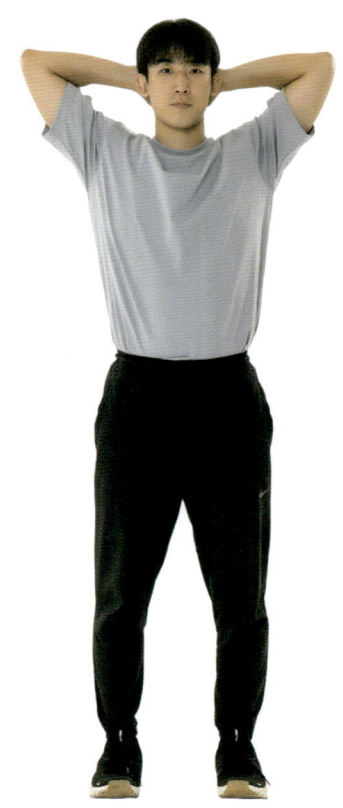

| 운동 횟수 | 일주일에 3회 | 시간×세트 | 2분(좌우 연속)×3세트 |

호흡법

팔꿈치가 무릎에 닿을 때 숨을 내쉰다.

2 오른쪽 무릎과 오른쪽 팔꿈치가 닿도록 무릎을 올리고 상체를 옆으로 구부렸다가 1번 동작으로 돌아온다. 반대쪽도 동일하게 실시한다.

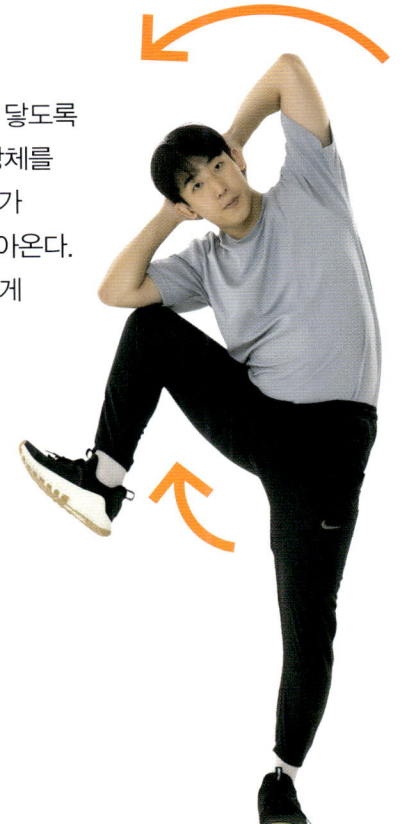

> **＋TIP**
> 양쪽 무릎이 모두 올라온 것을 1회로 해서 몇 번을 반복했는지 기록한다. 같은 시간에 반복 횟수가 많아져야 운동 효과가 있다.

엎드렸다가 만세 하기

 ### 운동 효과

심폐지구력을 키우는 데 아주 효과적인 유산소 운동으로, 짧은 시간 안에 전신 근육을 사용해 근력 운동의 효과까지 볼 수 있다.

1 양발을 어깨너비로 벌리고 바르게 선다.

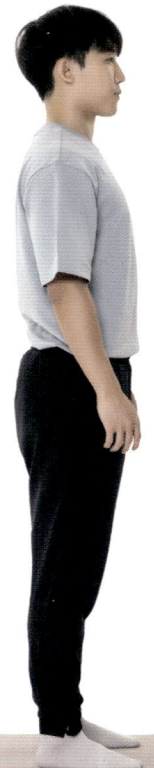

| 운동 횟수 | 일주일에 3회 | 시간×세트 | 2분×3세트 |

 호흡법

자연스럽게 호흡하되 동작 중에 숨을 참지 않도록 유의한다.

2 무릎을 구부려 쪼그려 앉고,
양손은 발 앞쪽 바닥을 짚는다.

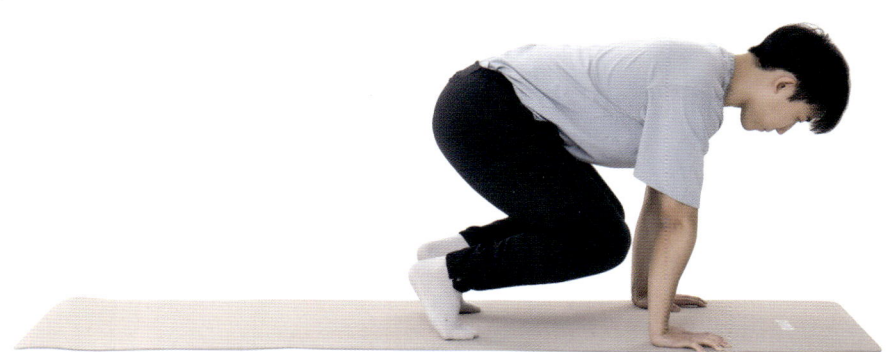

3 양발을 뒤로 점프해 팔굽혀펴기 자세를 만들었다가, 다시 점프해 2번 동작으로 돌아온다.

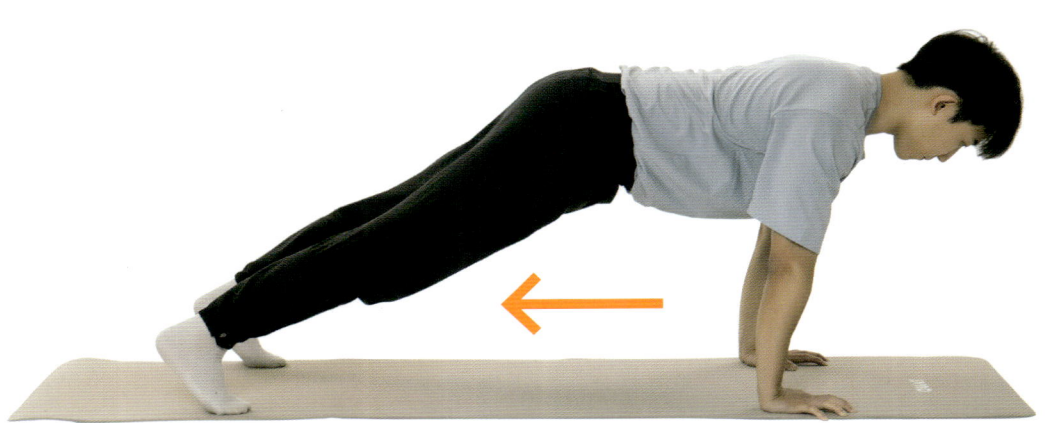

> **+ TIP**
> 양발을 동시에 움직이는 것이 힘들다면 한 발씩 움직인다.

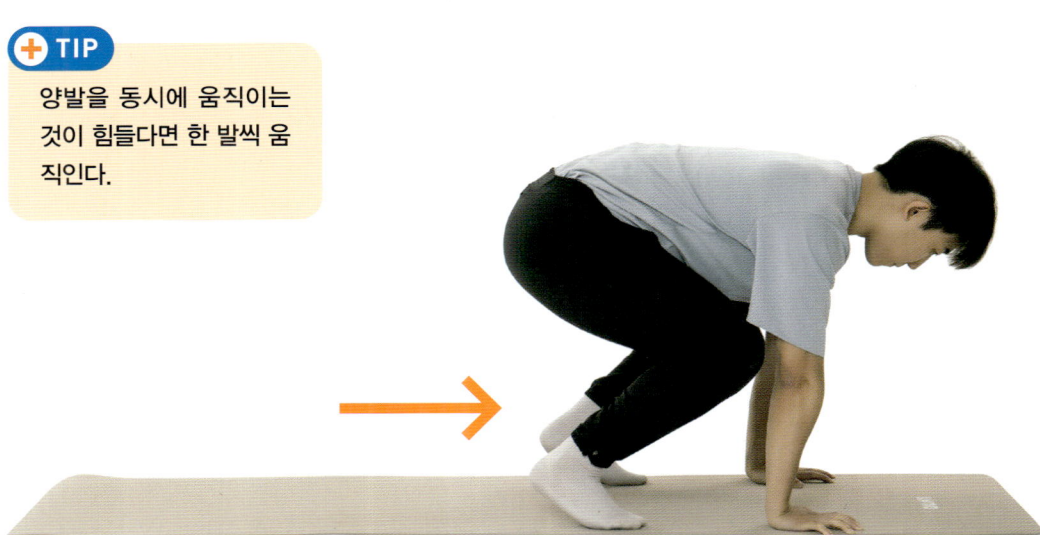

4 쪼그려 앉은 상태에서
일어서며 점프하고,
양팔은 머리 위로
뻗어 만세를 한다.

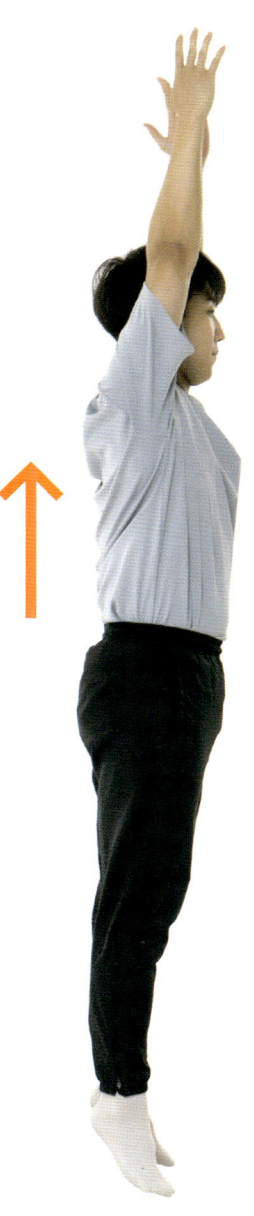

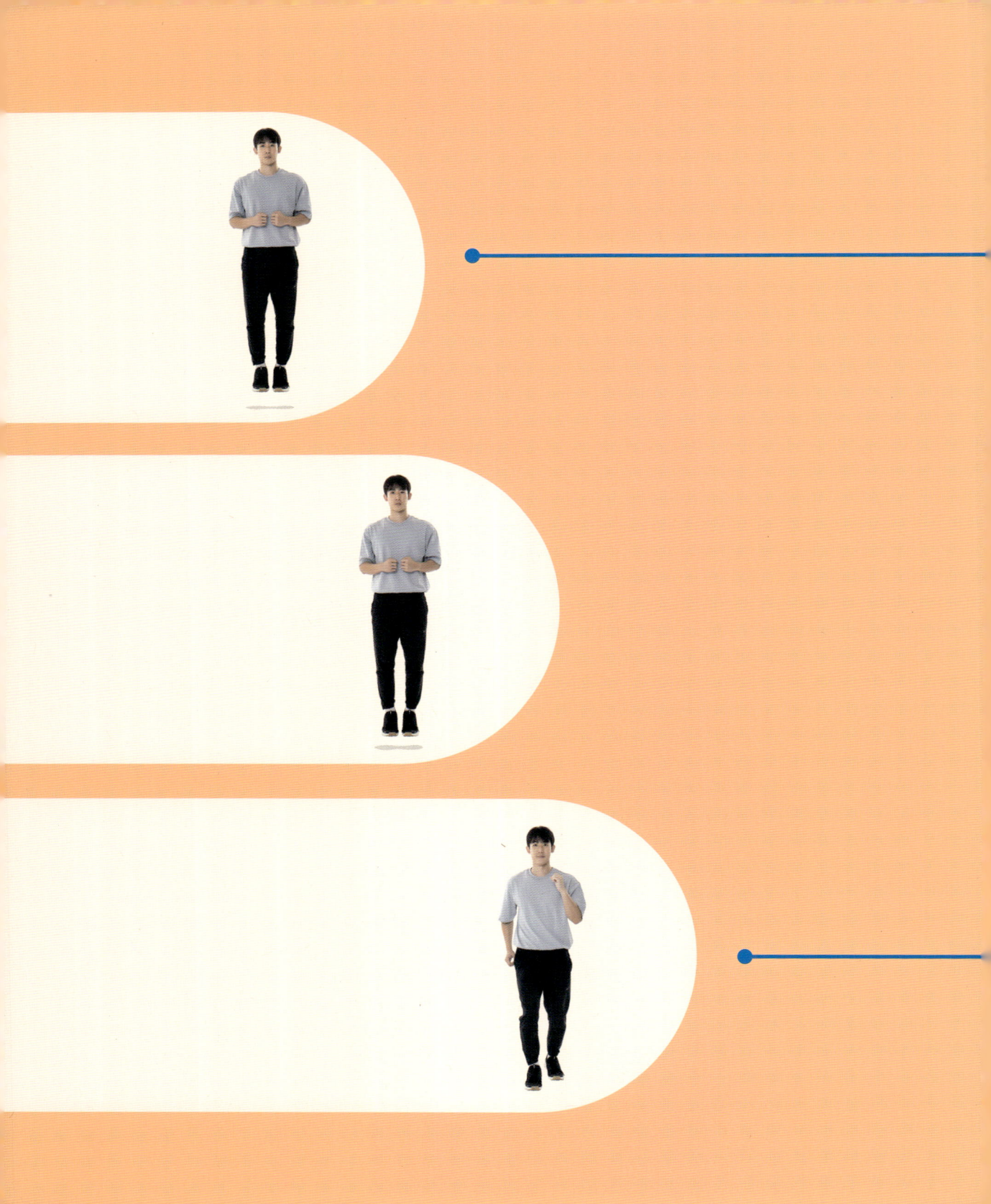

민첩성

민첩성 운동은 빠르게 방향을 전환하는 방식의 운동으로 균형 감각 유지, 반응 속도 향상, 신체 조절 능력 강화를 목표로 한다. 나이가 들면 민첩성이 저하되어 낙상 위험이 증가하고, 일상적인 움직임이 둔해지기도 한다. 그렇기에 민첩성 운동을 통해 낙상 예방, 균형 감각 향상, 근육 반응 속도 개선이 필수적이다.

대표적으로 제자리 뛰기 운동이 민첩성 운동에 해당하는데, 민첩성 운동이라고 해서 무조건 빠르게 운동해야 하는 것은 아니다. 정확한 자세로 천천히 시작해서 조금씩 속도를 높이는 게 더욱 좋다.

민첩성 운동에서 집중해야 할 점은 사전에 충분한 스트레칭과 준비 운동을 하는 것이다. 착지할 때는 무릎을 살짝 구부리는 게 좋고, 발뒤꿈치가 아닌 발바닥 전체로 착지해야 한다. 균형을 유지하고 반동을 조절하면서, 자신의 몸 상태에 맞는 횟수로 운동을 해야 부상을 예방할 수 있다.

초급 앞뒤로 점프하기

운동 효과

바닥에 정해진 구역을 만들어 순서대로 점프하는 운동으로, 민첩성과 균형 감각을 높인다. 또한 하체 근육 강화와 전신 협응력 개선에도 효과적이다.

1 바닥에 가로세로로 선을 그어 4개의 사분면을 만든다. 양발은 붙이고, 양손은 가볍게 몸 앞에 두고 사분면 중앙에 선다.

| 운동 횟수 | 일주일에 3회 | 시간X세트 | 3회×3세트 |

호흡법

자연스럽게 호흡하되 운동 중에 숨을 참지 않도록 유의한다.

2 양발을 모아서
1-2-3-4-3-2-1 순서로
가볍게 점프한다.

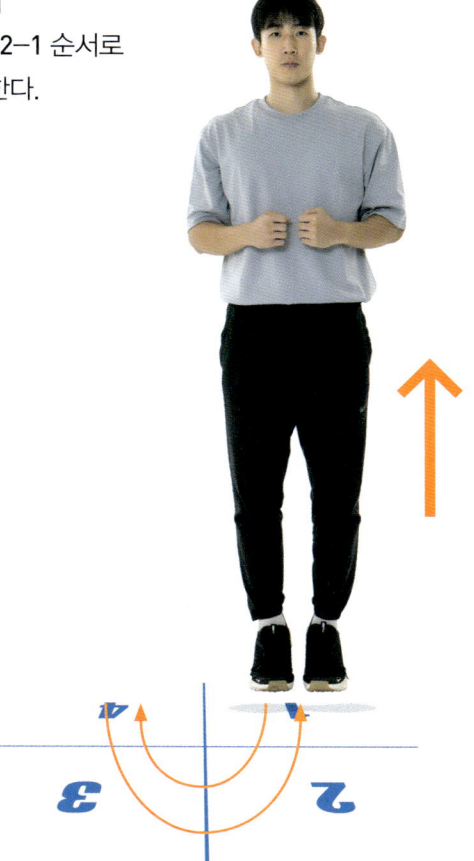

중급 대각선 점프하기

운동 효과

바닥에 정해진 구역을 만들어 순서대로 점프하는 운동으로, 민첩성과 균형 감각, 방향 전환 능력을 높인다. 또한 하체 근력을 강화시키고, 전신 협응력 개선에도 효과적이다.

1 바닥에 가로세로로 선을 그어 4개의 사분면을 만든다. 양발은 붙이고, 양손은 가볍게 몸 앞에 두고 사분면 중앙에 선다.

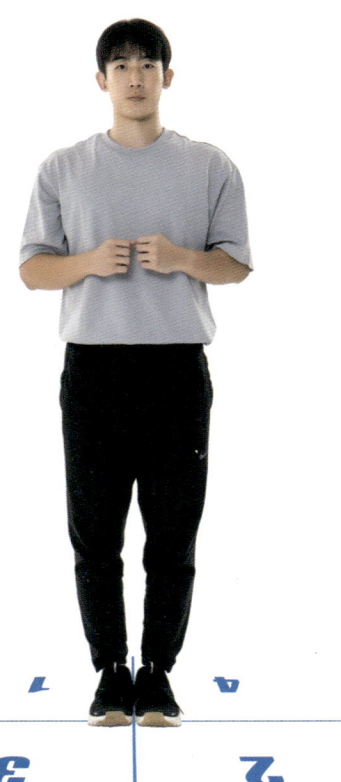

| 운동 횟수 | 일주일에 3회 | 시간×세트 | 3회×3세트 |

호흡법

자연스럽게 호흡하되 운동 중에 숨을 참지 않도록 유의한다.

2 양발을 모아서 1-2-3-4-3-2-1 순서로 가볍게 점프한다.

상급 양발 동시에 점프하기

운동 효과

바닥에 정해진 구역을 만들어 양발을 앞뒤로 점프하는 운동으로, 민첩성과 균형 감각, 반응 속도, 방향 전환 능력을 높인다. 또한 하체 근육을 강화시키고, 전신 협응력 개선에도 효과적이다.

1 바닥에 가로세로로 선을 그어 4개의 사분면을 만든다. 양발을 골반너비로 벌리고 서서 왼발은 앞에, 오른발은 뒤에 두고 선다.

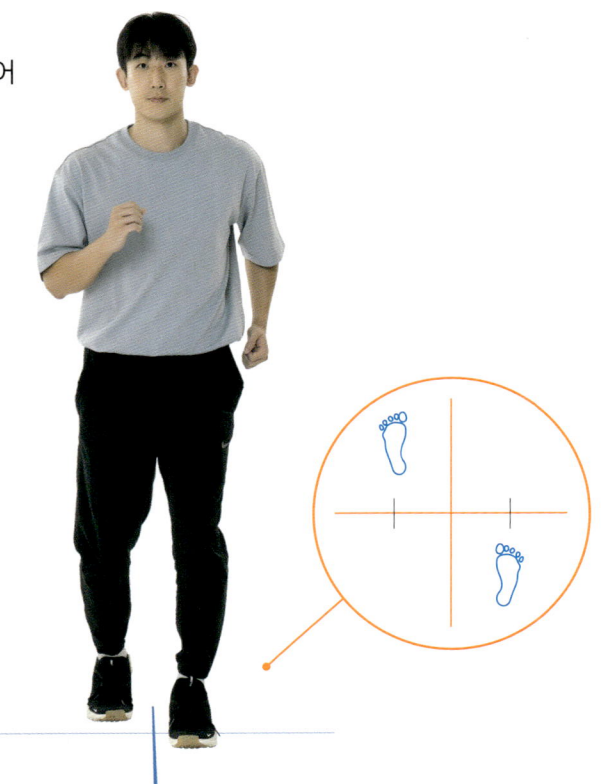

| 운동 횟수 | 일주일에 3회 | 시간×세트 | 30회×3세트 |

 호흡법

자연스럽게 호흡하되 운동 중에 숨을 참지 않도록 유의한다.

2 양발을 동시에 앞뒤로 교차 점프한다.
이때 가운데 선을 밟지 않도록 조심한다.

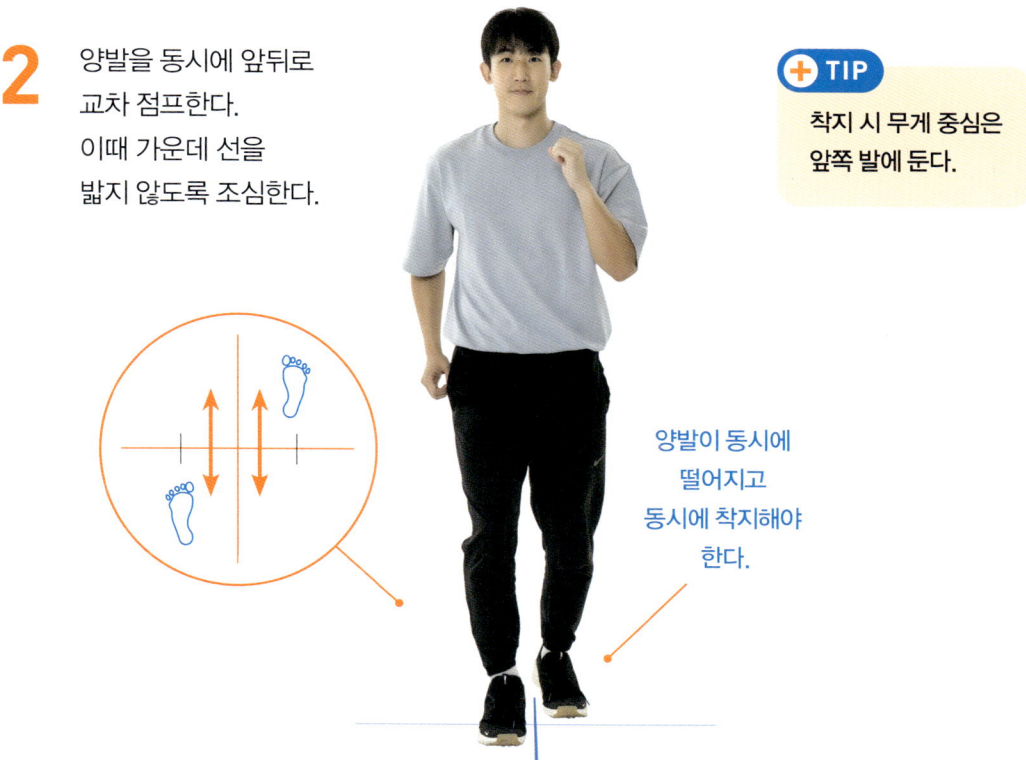

+TIP 착지 시 무게 중심은 앞쪽 발에 둔다.

양발이 동시에 떨어지고 동시에 착지해야 한다.

초급 | 저속노화 5대 필수 운동법

운동 순서 \ 요일	월요일	화요일	수요일
평형성	✓	✓	✓
유연성	✓	✓	✓
근력	✓		✓
심폐지구력		✓	
민첩성		✓	

일주일 운동 프로그램

나의 현재 몸 상태와 운동 수준에 맞게 실천해 보세요.

목요일	금요일	토요일	일요일

중급 저속노화 5대 필수 운동법

운동 순서 \ 요일	월요일	화요일	수요일
평형성			
↓			
유연성			
↓			
근력			
↓			
심폐지구력			
↓			
민첩성			

일주일 운동 프로그램

나의 현재 몸 상태와 운동 수준에 맞게 실천해 보세요.

목요일	금요일	토요일	일요일

상급	저속노화 5대 필수 운동법		
운동 순서 \ 요일	월요일	화요일	수요일
평형성			
유연성			
근력			
심폐지구력			
민첩성			

일주일 운동 프로그램

나의 현재 몸 상태와 운동 수준에 맞게 실천해 보세요.

목요일	금요일	토요일	일요일

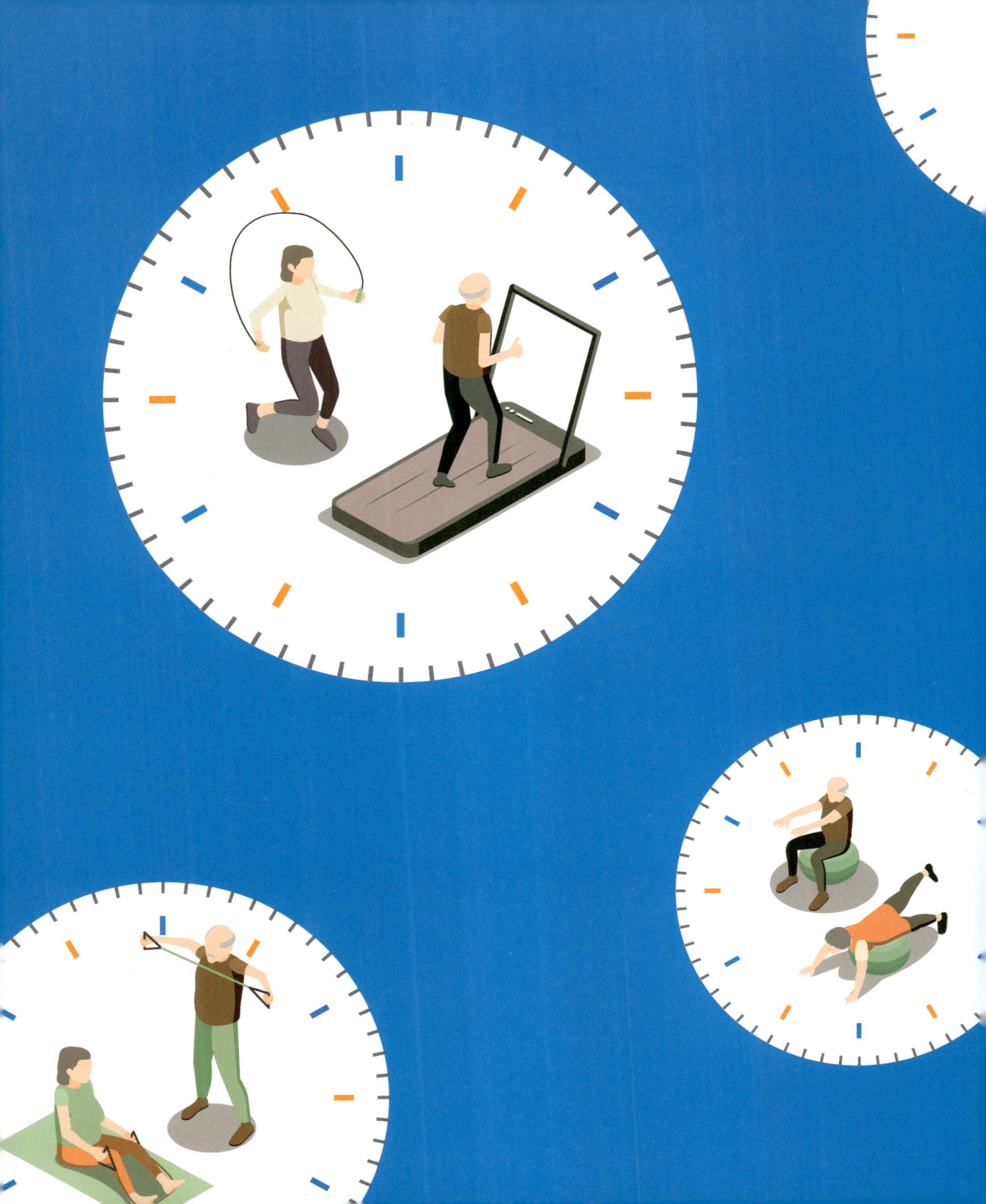

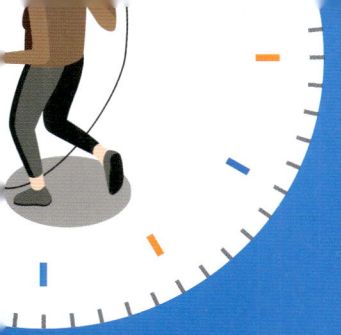
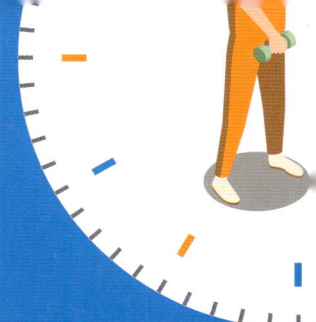

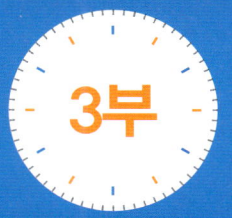

3부

노화역행 간단 운동법

우리 몸은 매일 나이를 먹는다. 30대가 되면 기초대사량이 줄어들고 근육이 감소하면서 살이 찌고, 간, 신장 및 기타 장기의 세포들이 손상되기 시작한다. 40대부터는 신체 기능이 전반적으로 저하되면서, 근육량 감소, 신진대사 저하, 관절 약화, 균형 감각 상실 등 젊었을 때 느끼지 못했던 신체 변화를 경험하게 된다. 연령별 맞춤 운동이 필요한 이유가 바로 이 때문이다. 저속노화 5대 필수 운동과 연령별 맞춤 운동을 더해야 진정한 저속노화를 이룰 수 있다.

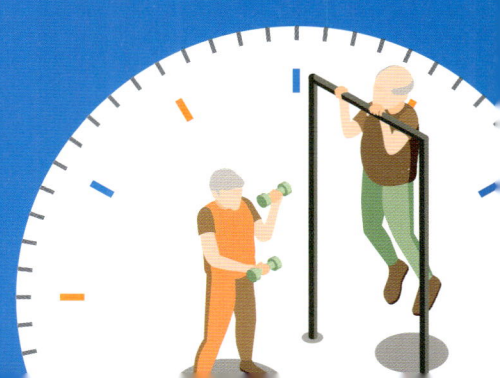

연령별 맞춤 운동이 필요한 이유

2011년에 발표된 '볼티모어의 노화 종단 연구Baltimore Longitudinal Study of Aging, BLSA'는 20세부터 90세까지 1,400명을 대상으로 노화 과정을 연구했다. 이 연구를 통해 노화는 개인마다, 인체의 기관계마다 다르다는 것을 발견했다. 예를 들어, 심장 근육은 나이가 들면서 두꺼워지고, 동맥이 덜 유연해지며, 폐활량이 감소하는 것을 포함해 몇 가지 주요 변화가 생긴다. 신장은 혈액에서 노폐물을 제거하는 효율이 떨어지고, 방광은 소변을 저장하는 능력을 잃어버린다. 뇌 세포는 일부 기능을 상실하긴 하지만, 새로운 뉴런이 생성되기도 한다. 이러한 변화의 대부분은 우리가 평소에 어떻게 먹고, 자고, 생활하느냐에 따라 결정된다.

시간은 흐르면서 우리 몸은 매일 나이를 먹는다. 30세가 넘으면 사람들은 몸이 뚱뚱해지고, 근육, 간, 신장 및 기타 장기의 세포 중 일부가 손상되기 시작한다.* 신체는 수분량이 줄어들고, 뼈는 미네랄의 일부를 잃어버려 밀도가 낮아진다. 40대부터는 신체 기능이 전반적으로 저하되면서, 근육량 감소, 신진대사 저하, 관절 약화, 균형 감각 상실 등 젊었을 때 느끼지 못했던 신체 변화를 경험하게 된다.

연령별 맞춤 운동이 필요한 이유가 바로 여기에 있다. 경험해 본 사람은 안다. 40대 때 몸이 다르고, 50대 때 몸이 다르다. 그래서 자신의 몸 상태에 맞는 저속노화 5대 필수 운동에 연령별 맞춤 운동을 더해야 진정한 저속노화를 이룰 수 있다.

40대는 근육을 신경 써야 하는 시기다. 40대는 체력과 근력이 본격적으로 줄어

---

* National Library of Medicine(2014)

들기 시작하는데, 나이가 들면 들수록 연금보다 중요한 건 근육이다. 노년까지 쓸 근육을 40대 때 연금처럼 쌓아두어야 하기에, 줄어드는 근육을 붙잡는 것은 물론이고 근육을 더욱더 키워야 한다.

50대는 심폐 기능에 집중해야 하는 시기다. 나이가 들면 심장이 혈액을 펌프질하는 효율이 떨어지고, 폐의 탄력도 줄어든다. 이로 인해 같은 강도의 운동을 해도 젊었을 때보다 금방 숨이 차고 피로를 느끼게 된다. 이때 심폐 기능을 향상시키지 않으면 심혈관계 질환의 위험이 커지므로 신경 써서 관리해야 한다.

60대는 관절을 집중 관리해야 하는 시기다. 이 시기는 관절이 노화하면서 일상에 문제가 생기기 시작한다. 특히 유연성이 떨어져 관절 가동 범위가 자연스럽게 줄어들고, 몸이 뻣뻣해지며, 관절에 통증이 생긴다. 유연성은 관절이 제한이나 통증 없이 움직일 수 있도록 도와주기 때문에, 관절과 전신 건강을 유지하려면 반드시 관리해야 한다.

70대는 균형 감각이 절실한 시기다. 민첩성, 유연성, 근력 등 신체 여러 부분의 기능이 저하되면서 낙상 위험이 증가하기 때문이다. 그래서 이러한 부분들을 함께 관리해야 한다. 하체 근력이 약해지면 균형 잡기가 어려워지고, 신체 반응도 느려져 넘어지면 빠르게 대처하기도 어렵다. 뼈도 약해져 있어서 낙상 시 골절과 추가 부상으로 이어질 수 있기 때문에, 근력과 균형 감각 등을 키울 수 있는 규칙적인 운동이 반드시 필요하다.

운동을 시작하기에 늦은 나이란 없다. 우리의 몸은 어떻게 관리하느냐에 따라 얼마든지 달라질 수 있으니, 늦었다고 생각하지 말고, 자신에게 꼭 필요한 운동부터 천천히 시작해 보자.

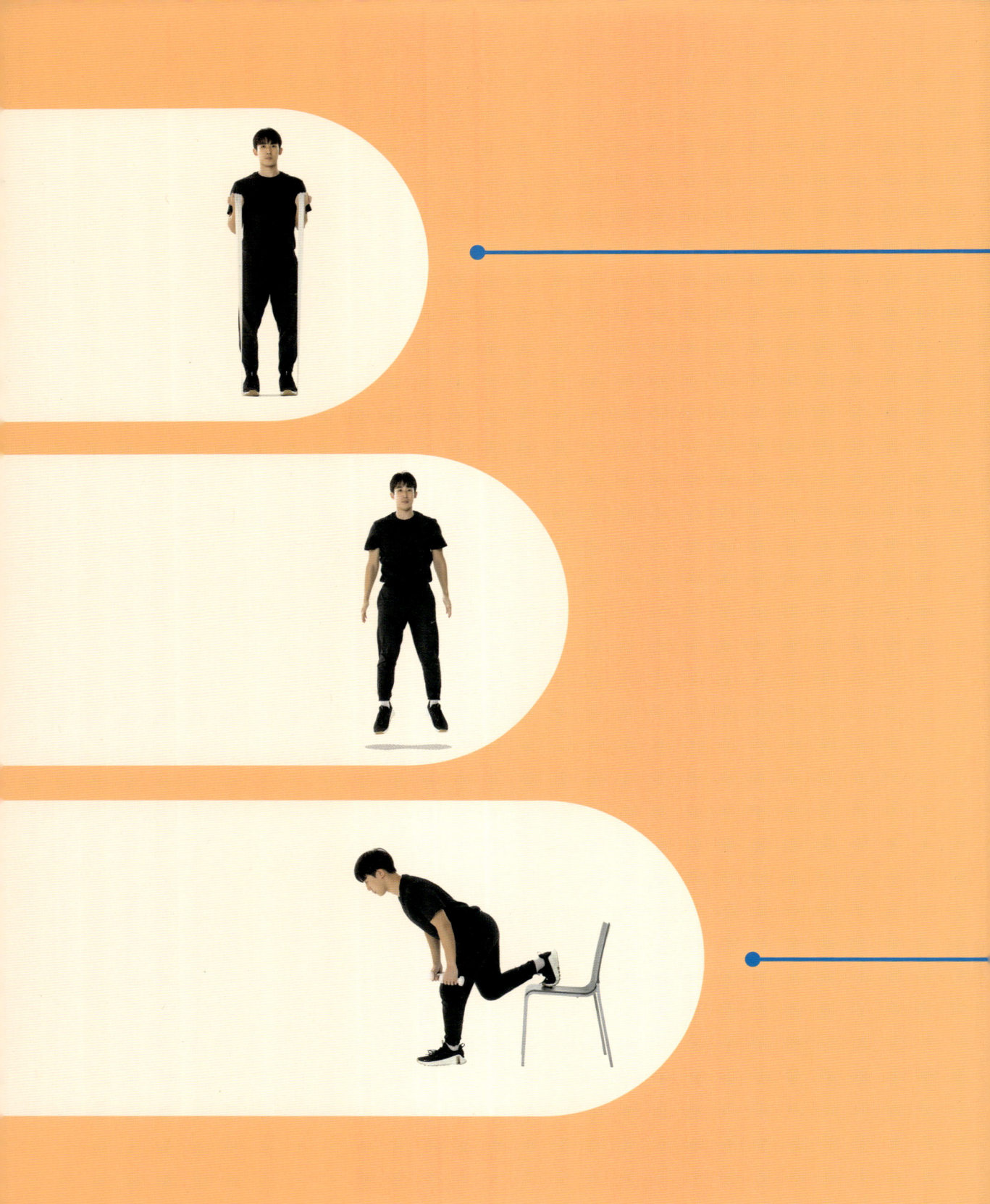

40대

근력 운동이
가장 필요한 시기

40대 양손으로 밴드 당기기

 운동 효과

탄성밴드를 이용한 운동으로, 팔의 앞쪽 근력이 강화되고 코어의 안정성을 향상시킨다.

1 양발은 골반너비로 벌리고, 탄성밴드의 중간 부분을 양발로 밟는다.
양손은 밴드의 탄성이 느껴질 정도로 당겨서 잡는다.

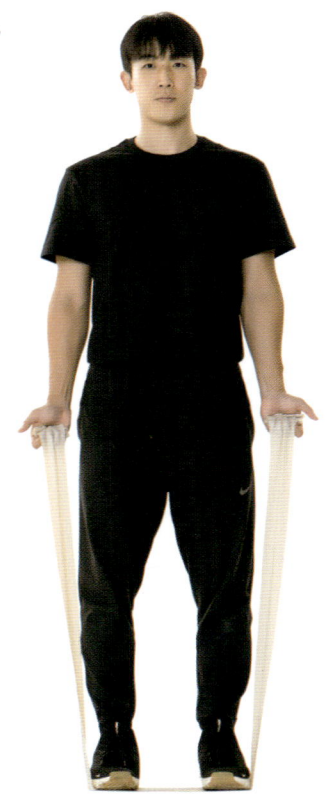

| 운동 횟수 | 일주일에 3회 | 시간X세트 | 15회×3세트 |

🎯 호흡법

탄성밴드를 당기며 숨을 내쉰다.

2 양쪽 팔꿈치를 옆구리에 고정한 채, 밴드를 가슴 쪽으로 당겼다가 1번 동작으로 돌아온다.

+ TIP
밴드를 당길 때는 조금 빠르게, 내릴 때는 천천히 내린다.

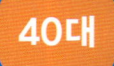 **40대 제자리 점프 앉기**

운동 효과

일반적인 스쿼트 동작에 점프를 더한 고강도 운동으로, 허벅지, 엉덩이, 발목의 근력을 강화시키고, 민첩성, 순발력, 심폐지구력까지 향상시킨다.

1 양발은 골반너비로 벌리고 선다.

2 양쪽 무릎을 구부리며 엉덩이를 뒤로 빼고, 양손은 앞으로 나란히 뻗는다.

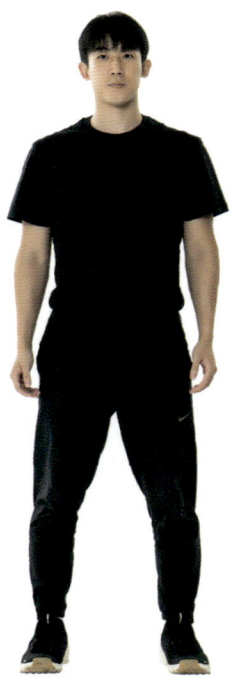
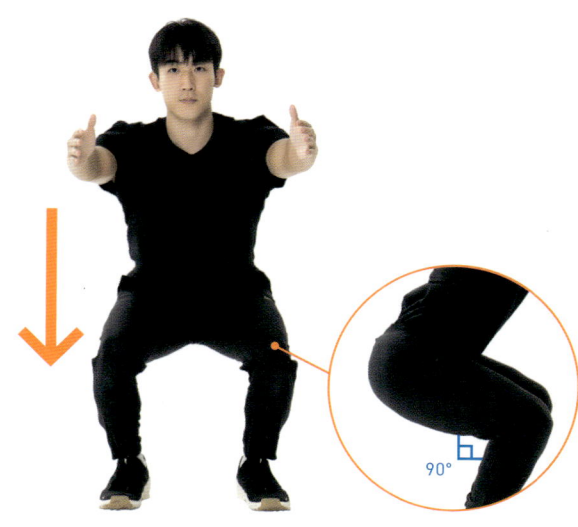

| 운동 횟수 | 일주일에 3회 | 시간×세트 | 20회×3세트 |

호흡법

점프를 한 후 바닥에 착지하면서 숨을 내쉰다.

3 양쪽 무릎을 펴면서 강하게 위로 점프를 한다. 양손은 아래로 뻗는다.

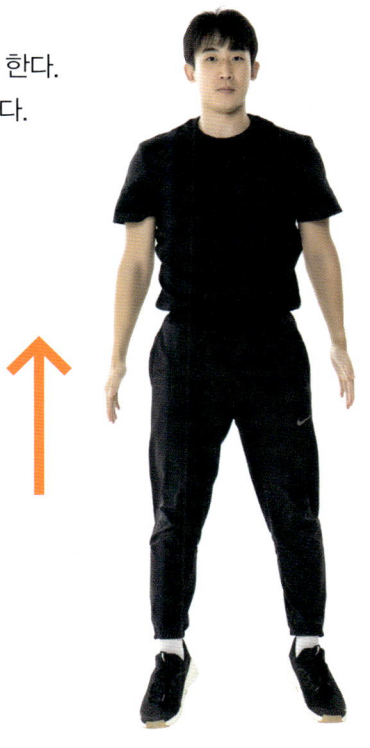

+ TIP

처음 운동을 할 때는 높이 뛰는 것에 집중하지 말고, 정확하게 두 발로 동시에 점프하고, 같은 위치에 착지하는 것에 집중한다.

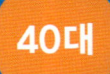 한 발로 서서 몸통 숙이기

운동 효과

양손으로 덤벨을 잡고 한쪽 다리만으로 균형을 잡는 운동으로, 엉덩이 근육과 코어 근육을 키우는 데 효과적이고, 균형 감각도 키울 수 있다.

1 양손에 덤벨을 잡고, 오른쪽 발을 의자 위에 올린 뒤 왼쪽 발은 단단하게 바닥을 지탱하며 선다.

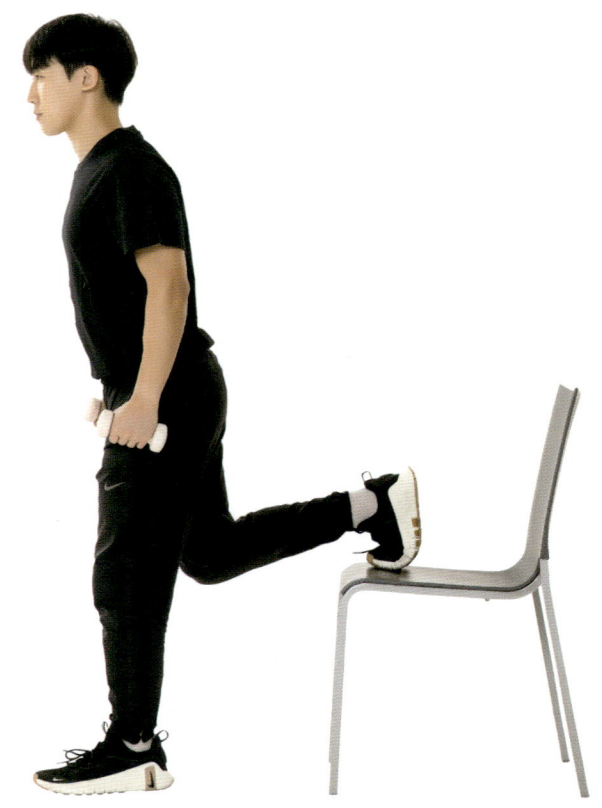

| 운동 횟수 | 일주일에 3회 | 시간×세트 | 15회(좌우 각각)×3세트 |

호흡법

상체를 숙이며 숨을 내쉰다.

2 배와 몸통에 힘을 주고 상체를 천천히 숙였다가 1번 동작으로 돌아온다. 반대쪽도 동일하게 실시한다.

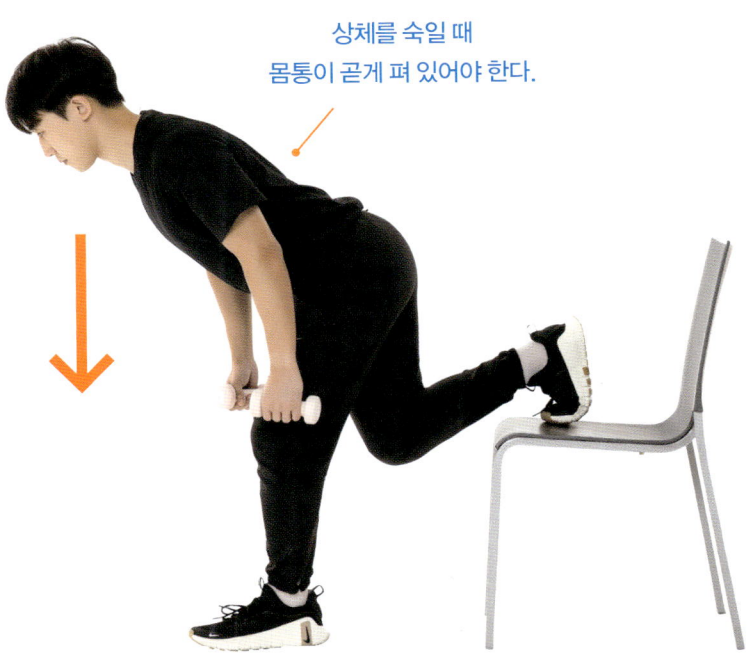

상체를 숙일 때 몸통이 곧게 펴 있어야 한다.

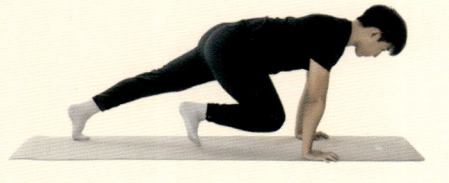

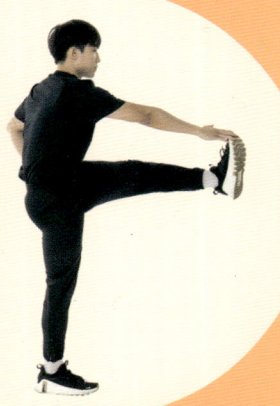

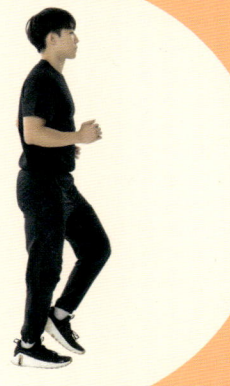

50대

심폐 기능을 관리해야 하는 시기

50대 엎드려서 무릎 당기기

 운동 효과

팔굽혀펴기 자세에서 다리를 번갈아 당기는 운동으로, 코어 근육을 강화시키고 다리를 연속으로 교차하면서 심폐지구력을 향상시킨다.

1 양손은 어깨너비로 벌려 바닥을 짚고,
양발은 골반너비로 벌리고 엎드린다.
이때 머리부터 발끝까지 일직선이 되도록 한다.

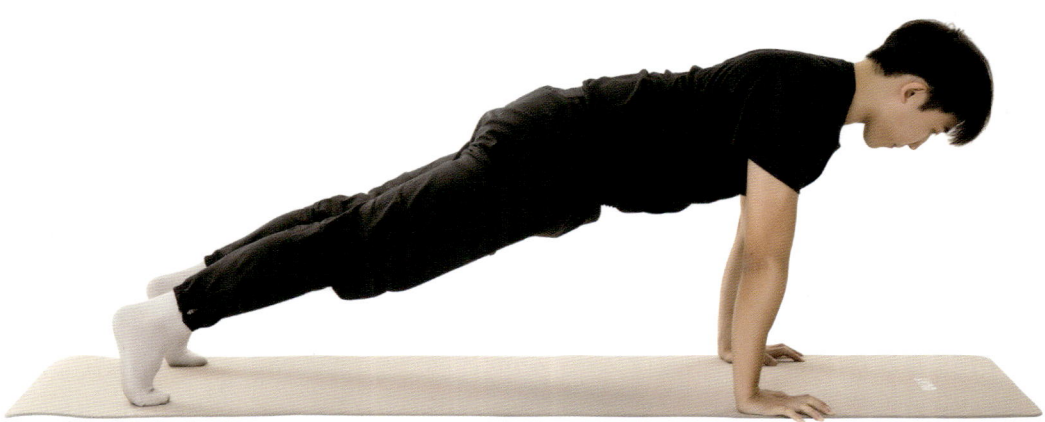

| 운동 횟수 | 일주일에 3회 | 시간X세트 | 2분(좌우 연속)×3세트 |

 호흡법

다리를 가슴 쪽으로 당길 때 숨을 내쉰다.

2 양손으로 몸의 체중을 지지하고 오른쪽 무릎을 가슴 쪽으로 당긴 뒤 1번 동작으로 돌아온다.
반대쪽도 동일하게 실시한다.

 TIP
양발이 교차할 때는 무게 중심이 양손에 있어야 효과가 있다.

무릎을 가슴 쪽으로 당길 때도 허리는 곧게 펴서 유지해야 한다.

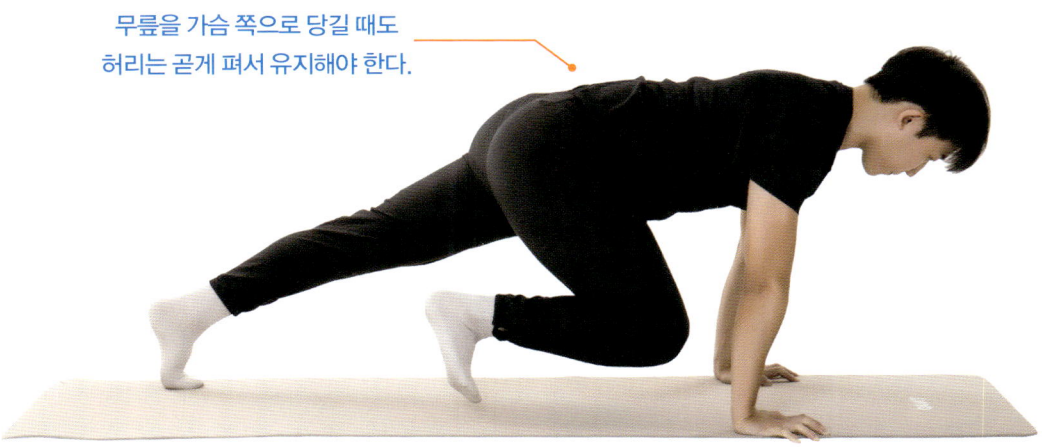

50대 무릎 구부렸다 앞발 차기

 운동 효과

스쿼트의 근력 운동 효과와 발차기의 유산소·민첩성 운동 효과를 합친 운동으로, 허벅지와 엉덩이 근육을 강화시키고 균형 감각, 심폐지구력을 키운다.

1 양손은 허리에 올리고, 양발은 골반너비로 벌리고 선다.

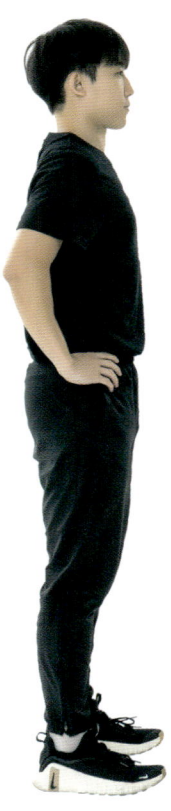

| 운동 횟수 | 일주일에 3회 | 시간X세트 | 2분(좌우 연속)×3세트 |

호흡법

손과 발이 맞닿을 때 숨을 내쉰다.

2 양쪽 무릎을 구부리며 앉았다가 일어나면서 왼쪽 발은 앞으로 차올리고, 오른손은 왼발 끝과 닿게 한다. 1번 동작으로 돌아온 뒤 반대쪽도 동일하게 실시한다.

발 끝에 손이 닿지 않는다면 앞으로 뻗기만 해도 된다.

50대 천천히 달리기

운동 효과

걷는 것과 비슷한 속도로 천천히 달리는 운동으로, 심장, 폐, 혈관, 뇌를 건강하게 해주며, 스테미너를 향상시키고 피로감을 줄여준다.

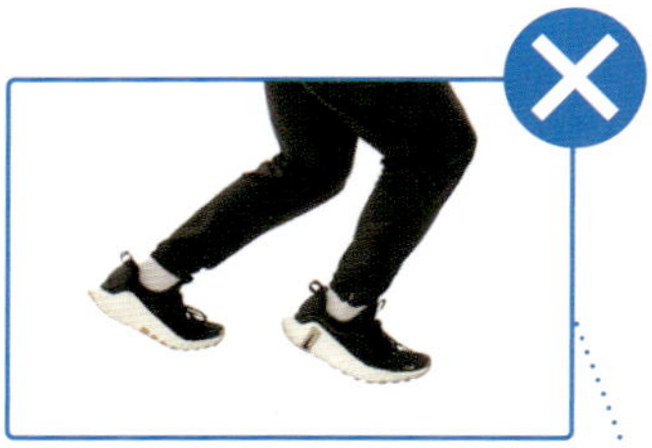

발 앞쪽으로 착지하면 정강이 앞쪽, 무릎의 스트레스 증가로 부상 원인이 된다.

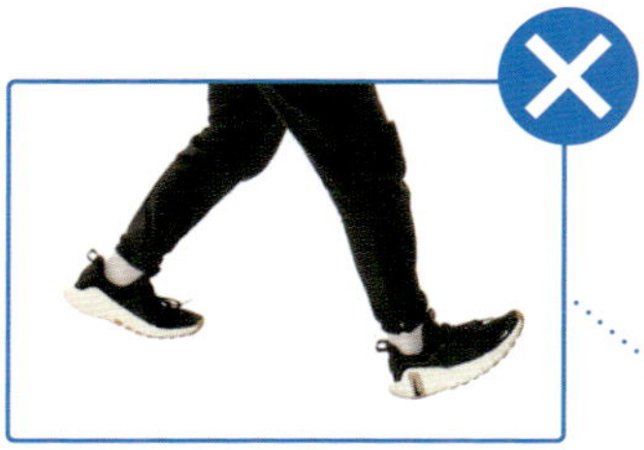

발뒤꿈치로 착지하면 발목, 무릎, 허리의 스트레스 증가로 부상 원인이 된다.

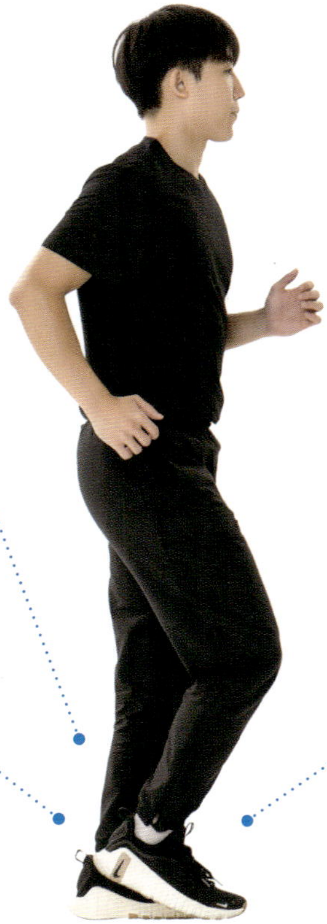

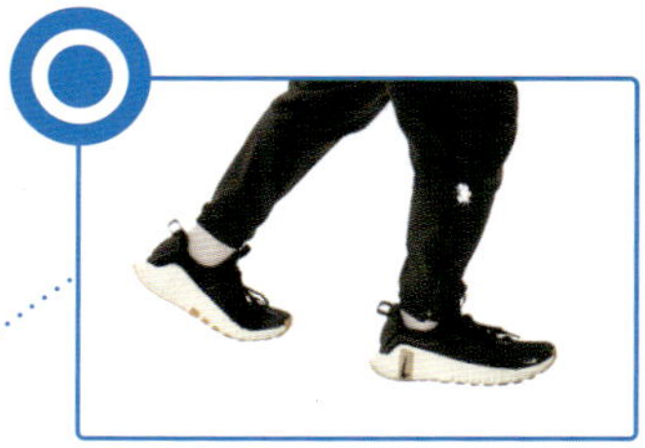

발바닥 중간으로 착지한다.

| 운동 횟수 | 일주일에 3회 | 시간X세트 | 20분 |

호흡법

자연스럽게 코로 숨을 들이마시고 입으로 내쉰다. 규칙적으로 발의 리듬에 맞춰서 호흡하는 게 중요하다.

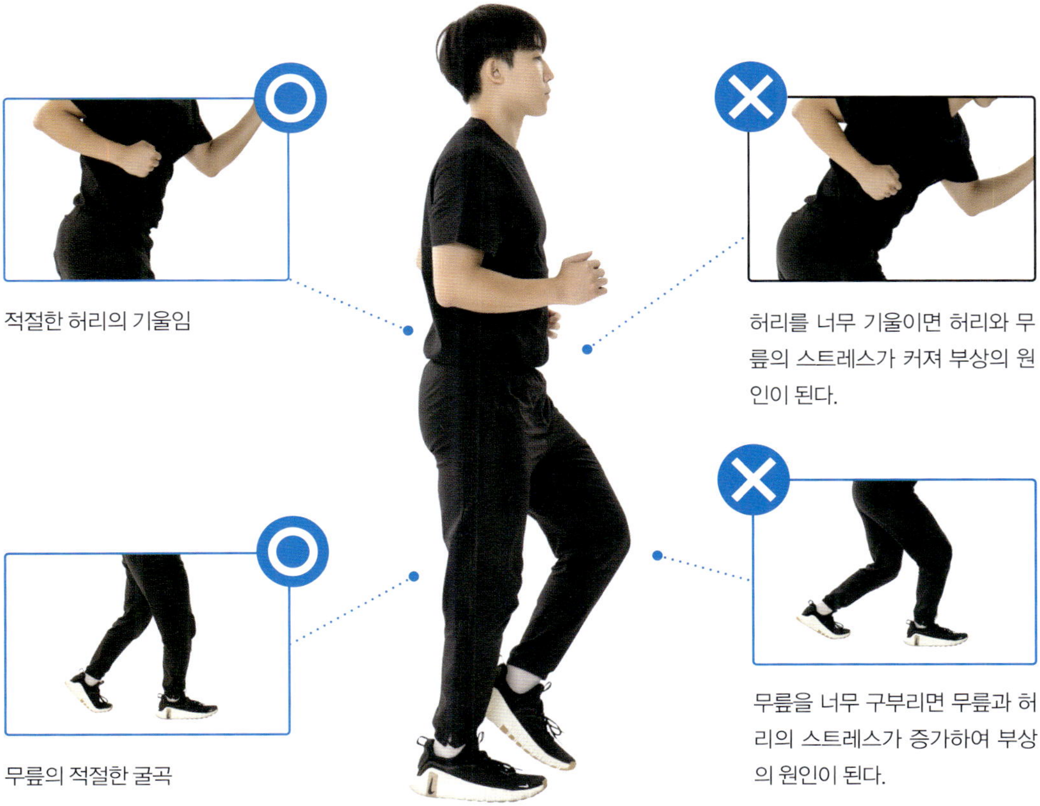

적절한 허리의 기울임

허리를 너무 기울이면 허리와 무릎의 스트레스가 커져 부상의 원인이 된다.

무릎의 적절한 굴곡

무릎을 너무 구부리면 무릎과 허리의 스트레스가 증가하여 부상의 원인이 된다.

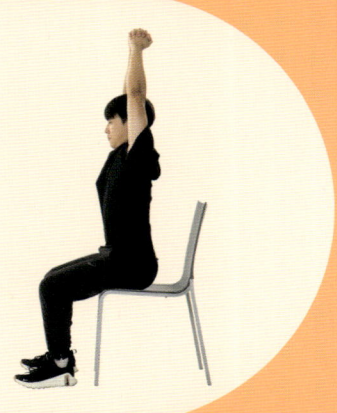

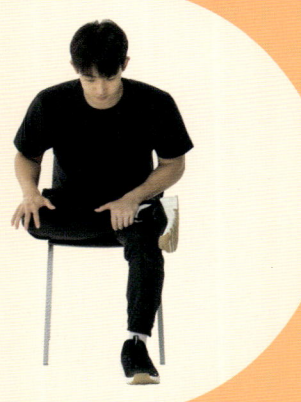

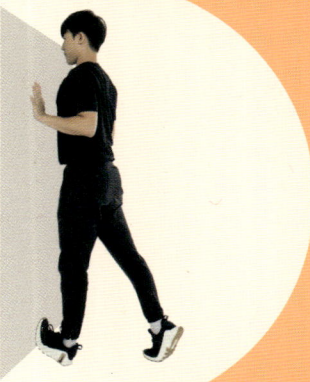

60대

유연성을
늘려야 하는 시기

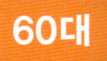 60대 의자에 앉아 어깨 스트레칭

운동 효과

의자에 앉아서 깍지를 끼고 머리 위로 올리는 스트레칭으로, 오십견과 회전근개 손상 회복에 도움이 되며, 굽은 등과 거북목 교정에 효과적이다.

1 의자에 바르게 앉아 허리는 곧게 펴고, 양손은 깍지 껴서 앞으로 나란히 뻗는다.

> 등받이에 허리를 떼고 앉아야 스트레칭을 하는 동안 배에 긴장감을 유지할 수 있다.

| 운동 횟수 | 일주일에 7회 | 시간×세트 | 15회×3세트 |

호흡법

양손을 들어 올리며 숨을 내쉰다.

2 팔꿈치가 구부러지지 않도록 유지하며, 깍지 낀 손을 천천히 머리 위로 들어 올렸다가 1번 동작으로 돌아온다.

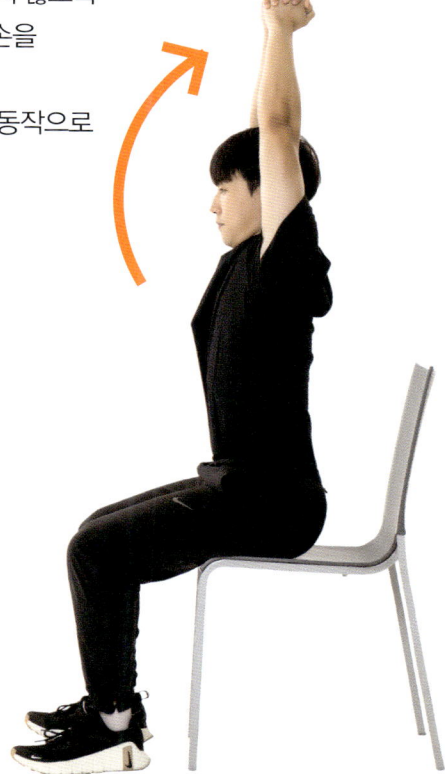

60대 다리 올려 허리 숙이기 스트레칭

 운동 효과

의자에 앉아 다리를 올린 상태에서 허리를 숙이는 스트레칭으로, 엉덩이 근육과 고관절 주변 근육을 늘이고 고관절의 가동 범위를 넓히는 데 도움이 된다. 또한 허리에 통증이 있을 때도 효과적이다.

1 의자에 바르게 앉아 허리는 곧게 펴고, 오른쪽 다리를 들어 올려 왼쪽 무릎 위에 올린다.

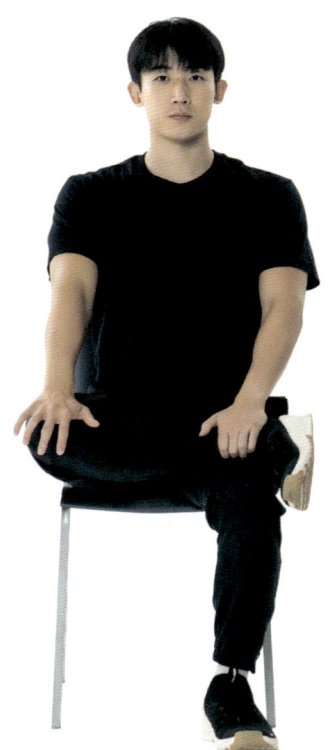

| 운동 횟수 | 일주일에 7회 | 시간X세트 | 15회(좌우 각각)×3세트 |

호흡법

상체를 숙이며 숨을 내쉰다.

2 상체를 앞으로 천천히 숙였다가 1번 동작으로 돌아온다. 반대쪽도 동일하게 실시한다.

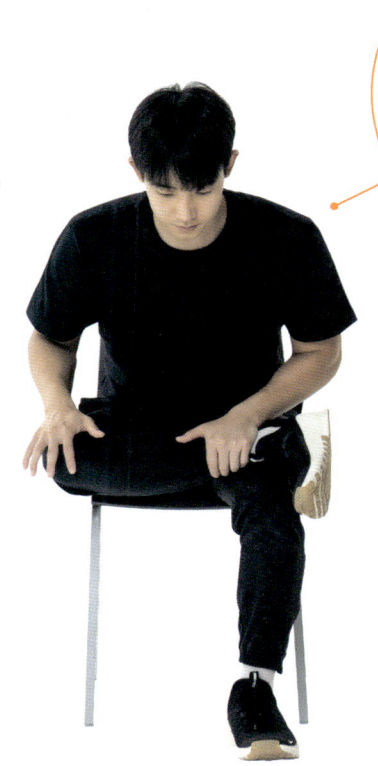

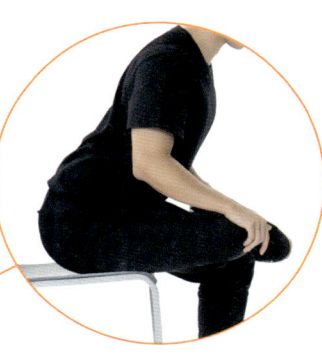

상체를 숙일 때도 몸통은 곧게 유지해야 한다.

60대 벽 잡고 종아리 스트레칭

운동 효과

벽을 잡고 종아리를 풀어주는 스트레칭으로, 굳은 발목을 풀고 종아리 근육을 늘이는 데 효과적이다. 발목의 유연성을 높여주며, 발목 부상이 잦은 경우에도 좋은 운동이다.

1 벽에서 두 걸음 정도 떨어진 곳에 서서 양손은 어깨너비로 벌리고 벽을 짚은 뒤, 왼쪽 발바닥은 벽에 붙인다.

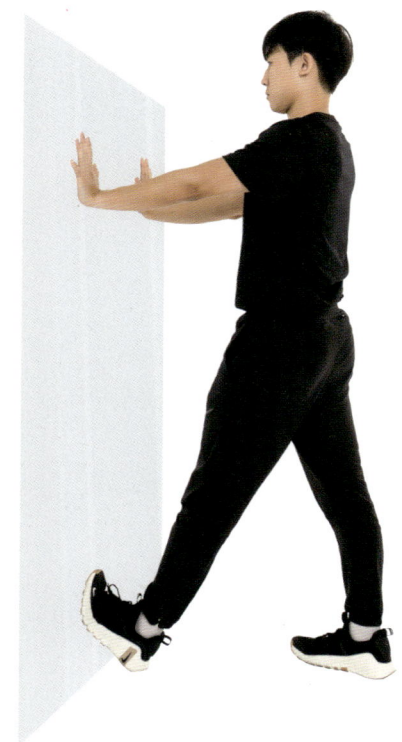

| 운동 횟수 | 일주일에 7회 | 시간X세트 | 15회(좌우 각각)×3세트 |

호흡법

상체를 벽에 가까이 하면서 숨을 내쉰다.

2 몸을 곧게 편 상태에서 몸 전체를 벽 쪽으로 가까이 댄다. 반대쪽도 동일하게 실시한다.

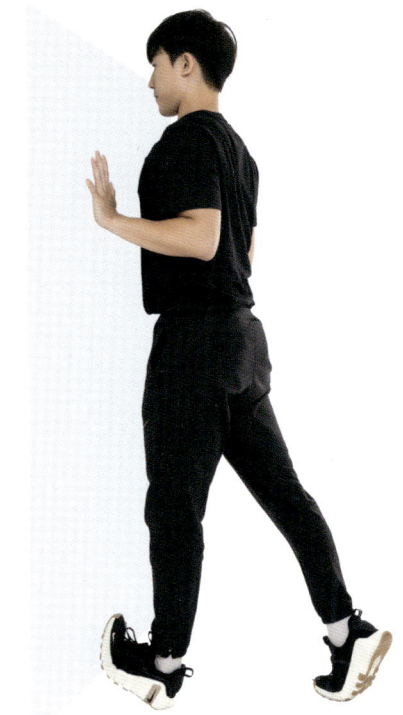

+ TIP
허벅지를 벽 가까이 붙인다고 생각하면 스트레칭 효과가 더욱 좋아진다.

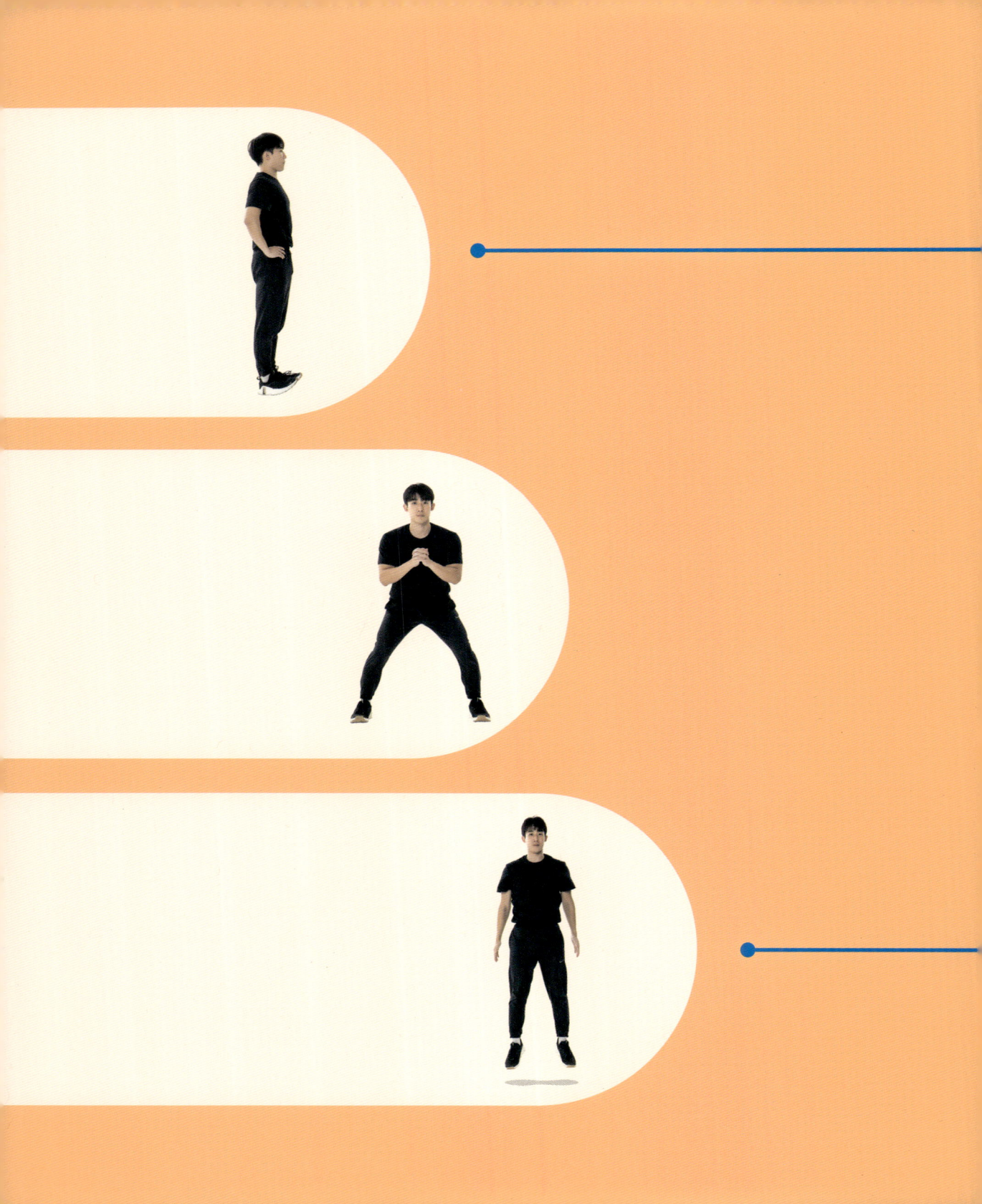

70대

균형 감각을 붙잡아야 하는 시기

70대 발끝, 발뒤꿈치 서기

 운동 효과

발끝과 발뒤꿈치로 서는 동작을 반복하는 운동으로, 발목 근육과 종아리 근육을 강화시킨다. 또한 유연성과 균형 감각을 기르는 데도 효과적이다.

1 양손은 허리에 올리고 양발은 나란히 모으고 선다.

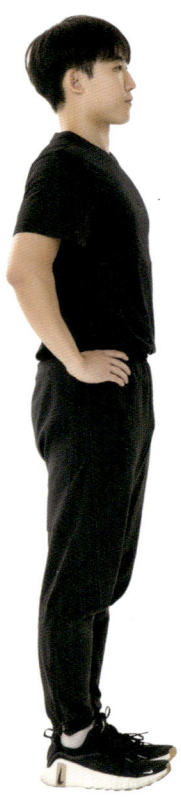

| 운동 횟수 | 일주일에 3회 | 시간×세트 | 30회×3세트 |

호흡법

자연스럽게 호흡하되 운동 중에 숨을 참지 않도록 유의한다.

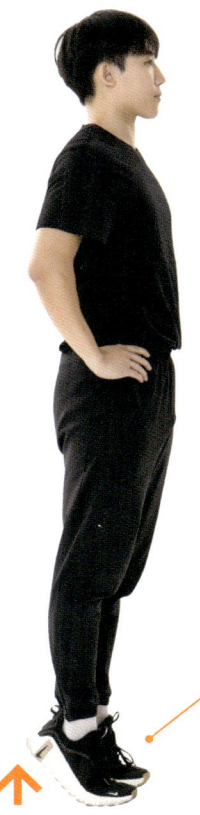

2 발뒤꿈치를 최대한 들어 올렸다가 다시 바닥에 내리고, 발가락을 최대한 들어 올렸다가 1번 동작으로 돌아온다.

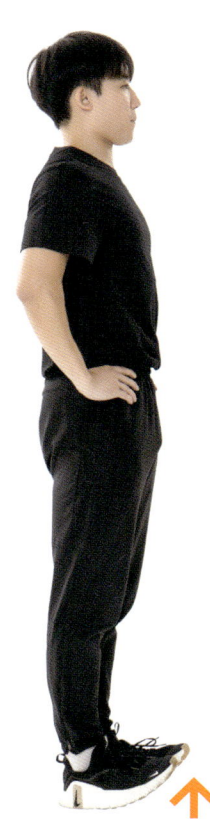

발뒤꿈치를 들어 올릴 때는 엄지발가락과 검지발가락에 힘을 주어 종아리 안쪽 근육에 자극이 가도록 한다.

70대 옆으로 게걸음 걷기

 운동 효과

무릎을 살짝 구부린 상태에서 옆으로 걷는 운동으로, 허벅지 내전근과 엉덩이 옆쪽 근육인 중둔근을 강화시킨다. 또한 코어 근육을 키우는 데도 효과적이다.

1 양손은 가슴 앞에서 마주 잡고 양발은 어깨너비로 벌린다. 무릎은 살짝 구부린다.

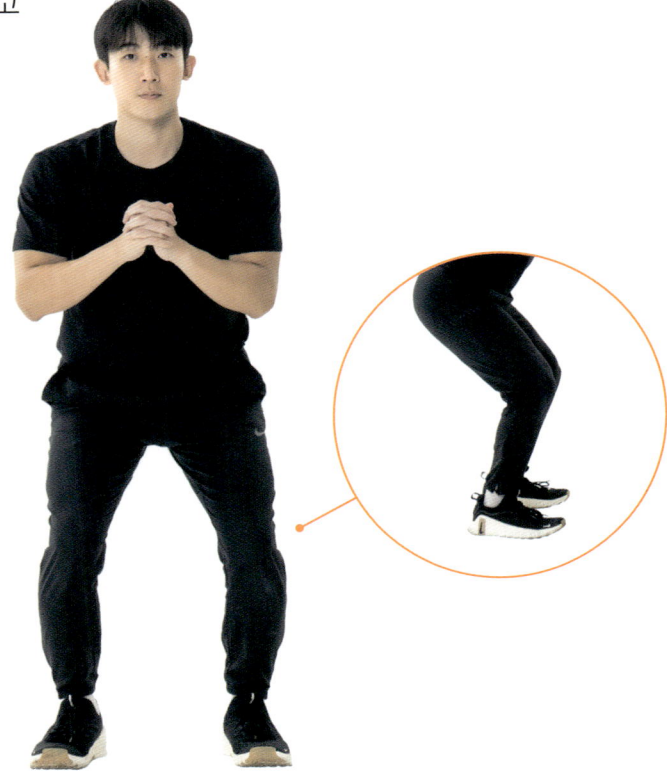

| 운동 횟수 | 일주일에 6회 | 시간×세트 | 30회(좌우 왕복)×3세트 |

호흡법

자연스럽게 호흡하되 운동 중에 숨을 참지 않도록 유의한다.

2 오른쪽 발을 오른쪽으로 한 걸음 옮기고, 왼쪽 발도 오른쪽으로 한 걸음 옮긴다. 왼쪽 발을 왼쪽으로 한 걸음 옮기고, 오른쪽 발도 왼쪽으로 한 걸음 옮긴다.

70대 양발로 제자리 뛰기

 운동 효과

제자리에서 양발로 뛰는 운동으로, 민첩성, 하체 근력, 협응성을 향상시키는 데 효과적이다.

1 양손은 가슴 앞에서 마주 잡고
양발은 어깨너비로 벌린다.
무릎은 살짝 구부린다.

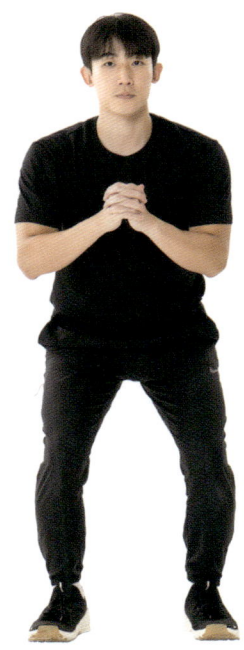

| 운동 횟수 | 일주일에 6회 | 시간×세트 | 30회×3세트 |

호흡법

자연스럽게 호흡하되 운동 중에 숨을 참지 않도록 유의한다.

2 양쪽 무릎을 펴면서
제자리에서 점프를 한다.
양손은 아래로 뻗는다.

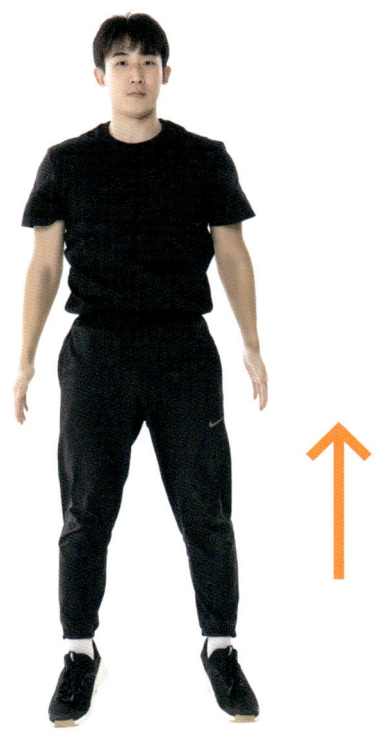

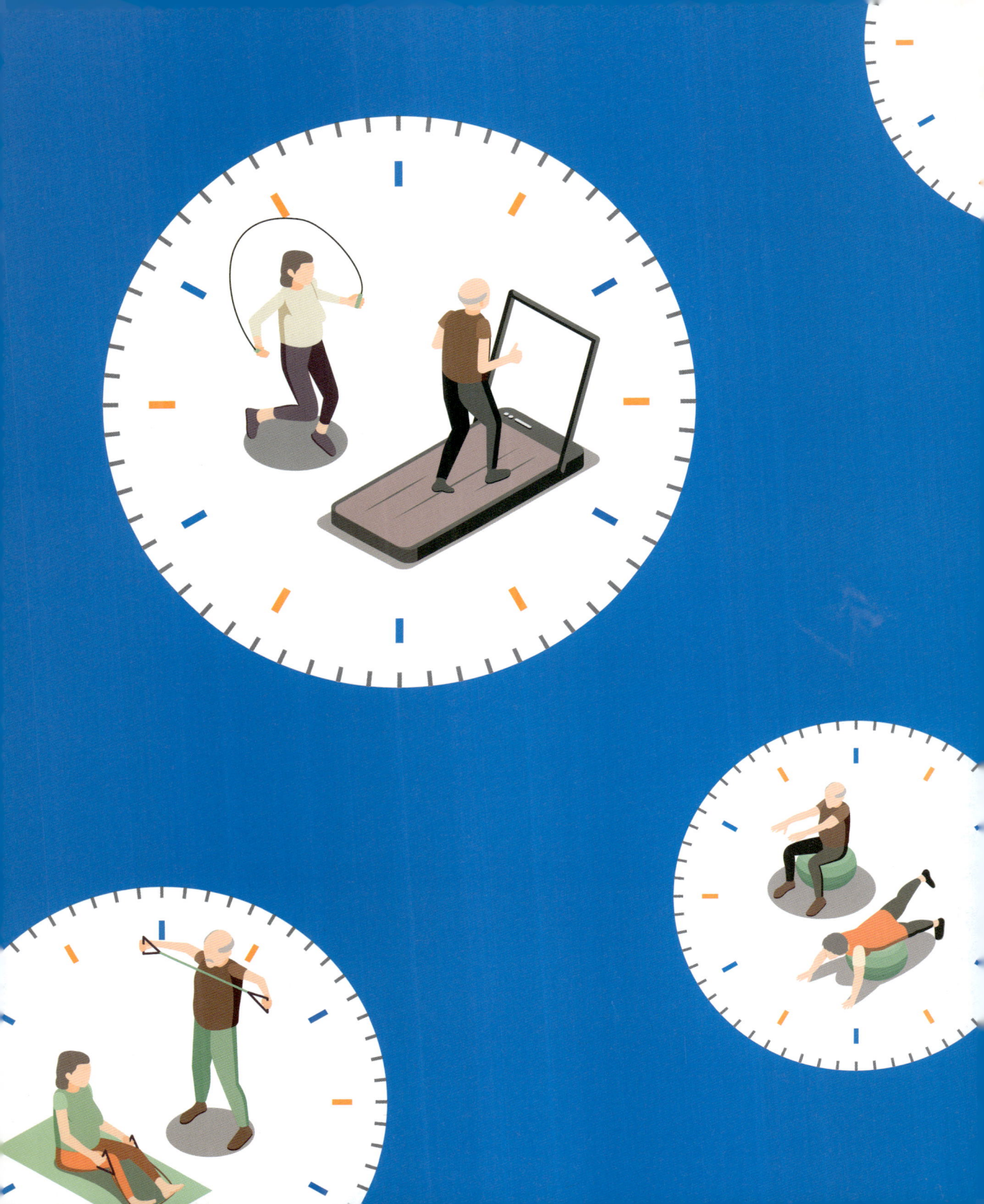

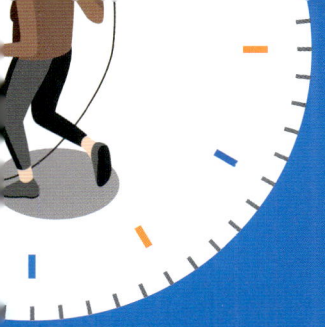
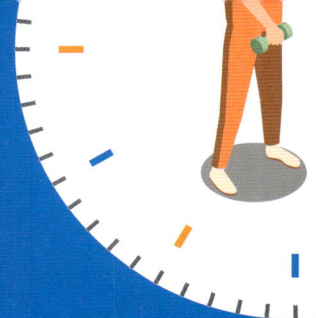

저속노화 운동으로
평생 건강하게

저속노화를 할 때 가장 중요한 건 운동이다. 아무리 건강하게 먹고 잘 자도 운동을 하지 않으면 제대로 된 효과를 볼 수 없다. 진정한 저속노화를 하고 싶다면, 지금 바로 움직이자. 간단한 스트레칭부터 시작해도 좋다. 어디에도 의지하지 않고 스스로 두 발로 걷고, 두 손으로 움직이는 건 100세 시대에 특히 중요하다. 그저 오래 사는 건 의미가 없다. 사는 동안 건강한 것이 더욱 중요하다. 건강한 라이프스타일을 시작하기에 늦은 때는 없다. 저속노화 운동으로 평생 건강하게 살아보자.

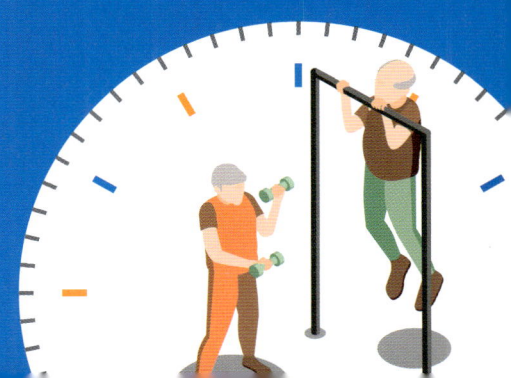

지속 가능한 저속노화 운동 실천법

저속노화 운동을 하는 건 아주 쉽다. 가장 먼저 내가 좋아하는 운동을 찾고, 그걸 일상에서 습관처럼 하면 된다. 운동하는 것 자체가 즐겁고 재미있으면, 누가 시키지 않아도 스스로 하게 된다. 꾸준히 즐겁게 운동하는 것, 이것이야말로 진정한 저속노화이다.

좋아하는 나만의 운동 찾기

운동이 몸에 좋다는 건 우리 모두 알고 있다. 운동은 심장을 튼튼하게 하고, 뼈와 근육을 단단하게 해주며, 적정한 체중을 유지시키고 숙면을 돕는 등 건강하게 나이 드는, 즉 저속노화에 필요한 모든 걸 해준다. 하지만 가끔 하는 운동으로는 충분한 효과를 보기 어렵다. 오랫동안 건강하고 활기찬 삶을 누리고 싶다면, 꾸준히 규칙적으로 운동해야 한다. 꼭 오랜 시간을 할 필요는 없다. 하루 10분의 짧은 유산소나 근력 운동만으로도 심장병 위험을 낮출 수 있으니, 작은 시작도 결코 무의미하지 않다.

하지만 종종 의욕이 너무 앞서서 무리한 운동 계획을 세우는 사람들이 있다. "매일 헬스장에서 2시간 운동!", "주 5회 새벽 조깅!" 처음부터 너무 큰 목표를 잡으면 쉽게 지치고 결국 작심삼일로 끝나고 만다.

오랫동안 지속 가능한 운동 습관을 만들고 진정한 저속노화를 실천하기 위해서는 점진적으로 시작해 내가 좋아하는 운동을 찾아야 한다. 운동은 절대 억지로 하는 숙제가 아니다. 강압적으로 시작한 운동은 결국 지치게 하고, 꾸준히 하기 어렵게 만든다. 내가 진심으로 재미있게 할 수 있는 활동, 혹은 참여하며 흥미를 느낄 수 있는 운동을 선택한다면, 바쁜 일상 속에서도 기꺼이 시간을 내어 운동할 가능성이 훨씬 높아진다.

먼저 내가 어떤 걸 좋아하는지 생각해 보자. 신선한 공기를 마시며 푸른 자연을 보는 것을 좋아하는가? 그렇다면 집 근처 공원에서 빠르게 걷거나 상쾌하게 달려보는 것은 어떨까. 근교 산의 둘레길을 걷거나 등산하며 아름다운 경치를 감상하는 것도 좋다. 사람들과 함께하며 경쟁하고 땀 흘리는 것을 좋아한다면, 배드민턴, 테니스, 탁구 같은 스포츠 활동이나 구기 종목 동호회에 가입하는 것도 좋다. 고요하게 나 자신에게 집중하는 것을 좋아한다면, 요가나 필라테스처럼 몸과 마음의 균형을 맞추는 운동이 잘 맞을 수 있다. 물속에서 자유로움을 느끼고 싶다면 수영을, 박자에 맞춰 몸을 흔드는 것을 좋아한다면 댄스 수업을 들어보는 것도 추천한다.

어릴 적 가장 신나게 했던 운동이 무엇이었는지 생각해 보자. 줄넘기를 하며 친구들과 내기했던 기억, 자전거를 타고 동네를 누비던 짜릿함, 배드민턴 셔틀콕을 주고받으며 웃었던 순수한 즐거움처럼, 신나고 재미있었던 경험들을 되짚어보자. 그 속에서 힌트를 얻을 수도 있다.

"내가 무엇을 할 때 즐거움을 느끼는가?"라는 질문을 스스로에게 던지고, 그 답에서부터 운동의 시작점을 찾아보자. 혼자 하는 운동이 지루하게 느껴진다면 친구나 가족, 혹은 같은 취미를 가진 사람들과 함께하는 것도 좋은 방법이다. 운동은 함께할 때 시너지를 내고 재미를 더할 수 있다. 시작은 가볍게, 꾸준함은 즐거움에서 나온다는 걸 절대 잊지 말자.

일상 속 운동 습관 만들기

운동을 시작조차 하지 못하는 가장 큰 이유는 '일부러 시간을 내야 한다'는 심리적인 부담감 때문이다. 하지만 운동은 헬스장이나 특정 공간에서만 해야 하는 건 아니다. 운동이 일상에 자연스럽게 스며들 때, 비로소 스트레스 없이 꾸준히 지속할 수 있는 습관이 만들어진다.

운동을 다르게 생각하는 것부터 시작해 보자. 굳이 따로 운동 시간을 만들기보다 일상 곳곳에 움직임을 심는 것이다. 아침형 인간이라면, 아침에 일어나 샤워하기 전 5분 동안 가볍게 스트레칭을 하거나, 햇볕을 쬐며 거실을 몇 바퀴 도는 것만으로도 몸에 활력을 불어넣을 수 있다. 이불을 개거나, 설거지를 할 때 허리를 곧게 펴고 코어에 힘을 주는 것도 좋다. 이처럼 생각을 조금 바꾸면 일상적인 활동에도 운동 의식을 더할 수 있다.

저녁을 먹고 소파에 앉아 TV를 보는 시간은 많은 사람들이 휴식 시간이라고 여기지만 이 시간도 충분히 운동 기회로 바꿀 수 있다. 좋아하는 드라마나 예능을 보면서 스쿼트 10개, 또는 가벼운 스트레칭을 해보자. 폼롤러를 옆에 두고 근막 이완 마사지로 뭉친 근육을 풀어주는 것도 좋다. 설거지를 하거나 양치질을 할 때 발뒤꿈치를 들었다 내렸다 하는 것만으로도 종아리 근육 강화에 도움이 되어 저속노화의 필수인 하체 근력을 키우고 균형 감각을 유지시킨다.

이동할 때는 대중교통을 이용하고, 버스 한두 정거장 정도는 미리 내려서 걷거나, 목적지까지 빠른 걸음으로 이동하며 틈날 때마다 유산소 운동 효과를 노려보는 것도 좋다. 엘리베이터나 에스컬레이터 대신 계단을 이용하는 것은 하체 근력과 심폐 기능 향상에 큰 도움이 된다.

처음부터 "무조건 매일 1시간 운동!" 같은 거창한 목표는 심리적 부담만 키우고 운동을 시작하기도 전에 지치게 만들 수 있다. 중요한 건 '얼마나 많이'가 아니라 '얼마나 꾸준히' 하는가이다. 하루 10분만 투자해도 충분하다. 출퇴근길에 가볍게 걷기 10분, 운동 전 스트레칭 5분처럼 아주 작은 습관부터 시작해 보자. 이렇게 시작된 작은 움직임들이 쌓이면 우리의 몸과 마음을 긍정적으로 변화시켜 노화 속도를 늦추고 더욱 활력 있는 삶을 선사할 것이다.

운동은 특별한 노력이나 희생이 필요한 것이 아니다. 우리 삶의 자연스러운 일부이자 건강을 위한 필수 조건이다. 일상에서 작은 기회들을 만들어서 움직임을 더하다 보면, 어느새 건강해진 자신을 발견하게 될 것이다.

집착하지 않고 유연하게 하기

많은 사람들이 운동 습관을 만들 때 좌절하는 이유 중 하나는 계획에 너무 얽매이기 때문이다. '운동을 꼭 해야 한다'는 생각에 사로잡히면, 예상치 못한 상황이 발생했을 때 스트레스를 받을 수밖에 없다. 삶은 끊임없이 변화하는 예측 불가능한 과정이다. 직장을 옮기거나, 가족 행사에 참여하거나, 가벼운 부상을 입거나, 심지어 피트니스 센터가 갑자기 문을 닫는 등 운동 일정을 방해하는 수많은 변수들이 생길 수 있다.

이런 예기치 못한 일이 생겼을 때, 운동을 못 했다고 해서 자책하거나 죄책감을 느낄 필요가 없다. 운동 자체를 포기하기보다 계획이 조금 틀어져도 괜찮다는 유연한 마음가짐이 무엇보다 중요하다.

하루 이틀 정도 운동을 못 했다고 해서 큰일 나는 건 아니다. 오늘 못 했다면 내일 하거나, 가능한 시간을 찾아 보완하면 된다. 만약 컨디션이 좋지 않다면, 고강도 운동을 무리하게 하지 말고 가벼운 스트레칭이나 요가, 폼롤러로 몸을 풀어주며 휴식에 집중하는 것도 좋다. 중요한 건 내 몸의 소리에 귀 기울이는 것이다. 또 운동 시간을 1시간 이상 비우기 어렵다면, 15분이나 20분 정도 짧게 집중해서 하는 것에 의미를 두자. 아예 안 하는 것보다는 짧게라도 하는 것이 훨씬 도움이 된다.

저속노화 운동은 무조건 꾸준히 해야 한다. 그런데 운동을 의무와 숙제라고 생각하는 순간, 하기 싫고 스트레스가 되는데, 이 스트레스도 노화를 가속화하는 주범이다. 내 몸을 돌보는 소중한 시간이라고 접근해 보자. 그럼 자신에게 좀 더 관대해지고, 계획이 틀어져도 유연하게 대처해 심리적 부담감이 줄고, 오랫동안 즐겁게 운동할 수 있다.

만약 3~6개월 이상 꾸준히 운동을 하는데도 몸의 변화를 느끼지 못하거나, 반복적인 통증이 느껴진다면 잠시 멈추고 전문가의 도움을 받는 것도 좋다. 기존의 운동 프로그램이 나에게 맞지 않거나, 특정 부위에 문제가 있을 수도 있다. 새로운 운동 프로그램이나 전문가의 맞춤형 운동 처방과 지도가 운동 효과를 극대화하고, 다시 한번 운동에 재미를 붙이는 좋은 전환점이 될 수 있다. 이처럼 유연하게 운동을 삶 속에 포용하는 태도는, 몸은 물론이고 정신의 저속노화에도 도움을 줄 것이다.

맞춤형 운동 플래너 만들기

운동을 하기로 마음먹었다면, 나만의 운동 플래너를 만들어보자. 플래너는 우리가 건강하게 나이 들고, 활기찬 삶을 오랫동안 지속할 수 있도록 도와주는 저속노화의 핵심 설계도가 되어줄 것이다.

운동 플래너를 효과적으로 작성하기 위해서는 먼저 '운동을 왜 해야 하는지' 명확한 목표를 정해야 한다. 단순히 '운동하기'보다는 '체력 향상', '체중 감량', '근육량 증가', '스트레스 해소'처럼 구체적인 목표를 설정하면 된다. 만약 수치로 나타낼 수 있다면 더욱 좋다. '○개월 안에 체지방 5% 감량', '하루 10,000보 걷기', '하루 10분 이상 스트레칭'과 같이 구체적인 목표를 세운다. 이런 목표들은 동기부여에 큰 도움이 된다.

목표를 정했다면 다음으로 나의 몸 상태를 점검한다. 운동 경험이 어느 정도인지(완전 초보인지, 가벼운 활동 경험이 있는지, 꾸준히 운동을 지속하고 있는지), 그리고 건강 상태나 생활 패턴은 어떤지 스스로 점검하는 것이다. 대사 질환이나 근골격계 질환이 있거나, 무릎이나 허리에 통증이 있는지, 아니면 앉아 있는 시간이 많아서 몸이 굳어 있는지 등을 확인하면 운동 방향을 설정하는 데 좋다(1부의 셀프 테스트를 추천한다).

　여기까지 했다면 정보를 바탕으로 어떤 종류의 운동이 나에게 가장 잘 맞을지 선택한다. 걷기, 자전거, 달리기 같은 유산소 운동부터 탄성밴드, 맨몸, 기구 등을 활용한 근력 운동, 스트레칭이나 요가까지 종류는 무척 다양하다. 운동을 선택할 때는 앞서 말한 것처럼 내가 좋아하거나 재미있어하는 운동을 우선적으로 해보는 게 좋다. 운동은 즐거워야 꾸준함으로 이어진다.

　운동의 종류를 선택했다면 이제는 언제, 얼마나 할지 구체적인 일정과 시간을 정한다. '아침에 10분 스트레칭', '점심 식사 후 20분 걷기', '주 3회 홈트'처럼 일상에서 무리 없이 할 수 있도록 계획을 세운다. 운동 일정을 달력이나 다이어리에 적어두는 것도 좋은 방법이다. 만약 일주일에 3번 아침에 산책이나 수영을 계획했다면, 그 시간을 일정표에 미리 적어두고 다른 일정과 겹치지 않도록 조율하는 것이다. 정기적인 운동 약속을 자신과의 약속처럼 여기고 다이어리에 예약해 두는 습관은 꾸준함을 만드는 데 아주 큰 역할을 한다.

　마지막으로, 계획한 운동을 기록하고 확인하는 과정이 필요하다. 이 과정이 플래너의 완성도를 높여준다. 나만의 운동 플래너 양식을 만들어 계획을 적고, 매일 실천 여부를 체크한다.

　플래너는 매주 일요일 또는 월요일에 작성하고, 주말에 한 주를 돌아본다. 일주일 동안 나 자신과의 약속을 얼마나 잘 지켰는지 확인하고, 스스로에게 작은 보상(좋아하는 커피 마시기, 영화 보기 등)을 주는 것으로 운동을 독려해 보자.

나만의 운동 플래너 예시(주간 플랜)

요일	운동 종류	시간/분량	장소	실천 여부(○/△/×)	메모(기분, 컨디션 등)
월요일	걷기 + 스트레칭	30분	공원		
화요일	전신 맨몸 운동	20분	집		
수요일	요가/유연성 운동	15분	집		
목요일	근력 운동(하체)	25분	헬스장 or 집		
금요일	산책 + 상체 스트레칭	20분	실외		
토요일	자유 운동 or 휴식	선택	자유		
일요일	요가 + 명상	30분	집		

계획한 운동을 모두 한 경우: ○   계획한 운동을 70% 미만으로 한 경우: △   계획한 운동을 30% 한 경우: ×

운동에 대한 잘못된 인식 바꾸기

많은 사람들이 운동에 대해 잘못된 인식을 가지고 있다. "이 정도만 해도 괜찮겠지", "땀 흘려야 운동이지" 같은 생각들은 우리의 건강한 삶을 방해하는 가장 큰 장애물이다. 건강한 운동 습관을 가로막는 대표적인 오해들을 살펴보고 바로잡자.

① 운동은 젊을 때나 하는 것이다?

저속노화 운동에 가장 큰 걸림돌이 되는 오해다. 나이가 들수록 운동은 더욱 필요하고, 운동은 건강을 지키는 생명줄이다. 30대부터 매년 1%씩 근육량이 감소하고, 60대 이후에는 그 속도가 더 빨라져 근감소증으로 이어진다. 근육이 줄어들면 낙상, 골절, 당뇨, 치매 위험까지 높아진다. 운동은 단순히 몸을 좋게 만드는 게 아니다. 노화를 늦추고 삶의 질을 지키는 핵심 도구이다. 꾸준한 신체 활동은 관절이 굳는 것을 막고, 균형 감각을 유지하여 서기, 걷기, 계단 오르기와 같은 기본 생활 능력을 지켜주기 때문에 반드시 해야 한다.

② 땀이 나지 않으면 운동 효과가 없다?

땀은 운동의 척도가 될 수 없다. 날씨와 습도, 개인의 신체적 차이에 따라 땀의 양이 달라지기 때문이다. 저속노화 운동의 효과는 땀보다는 호흡의 변화, 심박수의 상승, 몸의 뻐근함, 그리고 움직임의 질로 판단해야 한다. 땀이 많이 나지 않아도 30분 걷기, 밴드 운동, 팔굽혀펴기, 한 발로 균형 잡기 같은 운동만으로도 신체 기능을 활성화하고 건강한 세포 상태를 유지하며 저속노화에 도움이 될 수 있다.

③ 운동은 오래 해야 효과가 있다?

이 생각은 운동을 시작하려는 사람에게 큰 부담을 준다. 그래서 바쁘거나 체력이 부족한 사람들에게는 오히려 독이 될 수 있다. 하루 20~30분, 주 3~5회만으로도 충분히 건강해질 수 있으며, 이는 세계보건기구를 포함한 많은 전문가들이 권장하는 저속노화를 위한 최소한의 운동량이다.

운동을 한 번에 오래 하는 것과 짧게 자주 하는 것 중에 어느 쪽이 더 효과적이냐고 묻는다면, 짧게 자주 하는 것이 더 효과적이다. 짧은 시간의 운동은 습관화하기 쉽고, 일단 꾸준함이 생기면 자연스럽게 운동 시간도 늘어난다. 짧고 규칙적인 움직임은 대사를 활성화하고 심혈관 기능을 조절하며, 근육을 자극해 신체의 전반적인 젊음을 유지하는 데 큰 도움을 준다.

④ 운동은 살 빼려고 하는 것이다?

운동을 외모 관리의 도구로만 보는 것은 큰 착각이다. 요즘에는 남녀노소 할 것 없이 마른 비만이 많아지는 추세다. 그 말인즉, 마른 사람도 운동을 하지 않으면 건강에 적신호가 켜질 수 있다는 것이다.

운동은 단순히 체중의 숫자를 바꾸는 것만이 아니라 저속노화의 핵심 요소인 체력, 면역력, 그리고 삶의 활력을 높이는 필수 습관이다. 그러니 운동을 하는데도 몸무게가 줄지 않는다고 고민할 필요가 없다. 몸무게는 바뀌지 않아도, 운동을 하면 몸이 편해지고, 덜 지치며, 통증이 줄어들고, 수면의 질이 향상되는 등 삶의 질 자체가 달라지는 것을 느낄 수 있다. 이러한 변화들은 신체 기능을 최적화하여 저속노화를 돕는다.

⑤ 근력 운동은 남자들만 해야 한다?

남성과 달리 여성은 호르몬상 근육이 크게 자라기 어렵다. 그래서 근육 운동을 하지 않으면 지방이 쉽게 늘고 체형이 무너지며, 노화에 따른 근감소증 위험이 커진다. 특히 완경 이후 여성은 골밀도 감소가 빠르게 일어나는데, 근력 운동은 뼈에 적절한 자극을 주어 골밀도를 유지하는 가장 강력한 저속노화 수단이다.

근력 운동은 기초대사량을 높여 살이 잘 찌지 않는 몸을 만들고, 세포 대사를 활발하게 유지해 젊음을 지키는 데 필수적이다. 탄탄하고 건강한 몸은 유산소 운동만으로는 만들어지지 않는다. 근육은 건강한 삶의 토대이자 노후에 연금보다 더욱 필요한 것이다.

⑥ 유산소 운동만 해도 된다?

유산소 운동은 심폐 건강에 매우 좋지만, 저속노화를 위한 통합적인 접근에서는 부족한 점이 있다. 근육 유지, 관절 보호, 자세 교정에 한계가 있기 때문이다. 진정한 건강은 유연성 운동, 근력 운동, 유산소 운동이 균형을 이룰 때 완성된다. 유산소 운동만 하면 근육량이 줄어 근감소증 위험이 증가하고, 근력이 없어 관절 보호가 어려워져 통증이나 부상 가능성이 높아진다. 또한 자세 교정이나 균형 잡힌 체형은 근력 운동과 유연성 운동 없이는 어렵기 때문에, 이 3가지 운동을 함께 병행해야만 전신의 균형을 유지하고, 부상을 막으며, 나이가 들어도 잘 움직이는 몸을 만들 수 있다.

⑦ 몸이 안 좋으면 무조건 쉬어야 한다?

이 생각은 회복과 운동을 반대 개념으로 오해하는 대표적인 잘못된 인식이다. 물론 명확한 부상(염좌, 골절 등)은 쉬어야 하지만, 그 외에 단순 피로, 감기 기운, 무기력 정도라면 오히려 가볍게 움직이는 것이 회복을 돕고 저속노화를 앞당겨 준다.

가벼운 활동은 혈류를 늘려 회복에 필요한 산소와 영양 공급을 원활하게 하고, 관절과 근육의 경직을 막아 몸의 젊음을 유지한다. 운동은 엔도르핀 분비로 기분

운동하면 안 되는 경우

증상	행동 지침
열(발열), 고열	휴식 필수, 몸의 면역 반응에 집중해야 함
부상, 염좌, 골절	절대 무리 금지. 의사 상담 후 재활 운동 진행
극심한 피로, 어지럼증	일시 중단하고 수분·영양 보충 후 컨디션 회복 필요

회복을 위한 가벼운 움직임 예시

상황	추천 움직임
감기 후 회복기	가볍게 걷기, 실내 자전거 10~15분
근육통	저강도 스트레칭, 폼롤러 사용
컨디션 저하	요가, 명상, 깊은 호흡 운동 등

개선과 회복 의지도 높여주기 때문에 정신적 저속노화에도 긍정적인 영향을 미친다. 움직임도 회복의 한 부분이다. 단순 피로나 불편감은 가벼운 활동을 유지하고, 명확한 부상은 전문가의 진단과 치료가 우선이다. 잘 쉬는 것도 중요하지만, 현명하게 움직이는 것이 더 중요하다.

⑧ 나이 들면 근육이 안 생긴다?

나이가 들면 근육이 생기지 않는다는 말은 많은 중장년층이 운동을 포기하게 만드는 대표적인 잘못된 믿음이다. 근육은 나이와 상관없이 자극하면 반드시 반응한다. 젊었을 때보다는 성장 속도가 느릴 수 있지만, 꾸준히 운동하면 충분히 강해지고 커질 수 있다. 물론 회복 시간과 영양 섭취, 운동 강도는 조절하며 해야 한다.

근육은 낙상 예방, 만성 질환 관리 등 노화로 인한 신체 기능 저하를 막는 데 필수적이다. 60~70대도 8~12주 근력 운동을 꾸준히 하면 근육량 증가, 근력 강화, 낙상 위험 감소, 체지방 감소, 삶의 질 향상 등 눈에 띄는 효과를 볼 수 있다.

⑨ 운동을 하려면 헬스장에 가야 한다?

운동은 공간이 아니라, 습관이 핵심이다. 운동은 어디서든 할 수 있다. 집, 공원, 사무실, 심지어 계단에서도 몸을 움직일 수 있다면 그곳이 곧 헬스장이다. 헬스장 등록비나 이동 시간이 들지 않아 효율적이며, 출퇴근 전후나 점심시간 같은 틈새 시간에도 충분히 실천할 수 있다. 맨몸 운동, 스트레칭, 걷기 등 장소에 구애받지 않는 운동은 무궁무진하다. 저속노화의 가장 중요한 조건인 꾸준한 움직임은 헬스장이 아닌 일상에서 시작된다.

⑩ 운동으로 스포츠 활동만 해도 된다?

스포츠 활동은 분명 재미있고 활기찬 운동이지만, 완벽한 저속노화 운동은 아니다. 축구, 골프, 테니스 등 스포츠 활동은 일부 근육만을 과도하게 사용해 근육과 관절의 불균형을 만들기 쉽다. 특히 중장년층에게는 갑작스러운 방향 전환, 점프, 접촉 등이 부상으로 이어질 수 있다.

스포츠 자체는 유산소 운동과 순간적인 근력 운동을 포함하지만, 몸의 뼈대를

스포츠 + 기초 운동을 병행하려면?

구성 요소	포함 예시	효과
유산소 운동	스포츠(축구, 수영 등), 걷기	심폐지구력, 대사 기능 개선
근력 운동	맨몸, 밴드, 웨이트	근육 유지, 체형 안정, 낙상 예방
유연성 운동	스트레칭, 요가	부상 예방, 회복력 향상
균형 운동	한 발 서기, 코어 운동	자세 유지, 낙상 예방

지키는 기초 체력, 유연성, 안정성, 그리고 충분한 회복에는 소홀해지기 쉽다. 스포츠는 스포츠로 즐기고, 저속노화를 위해서는 근력 운동과 유연성 운동, 코어 강화 운동을 하면서 몸의 균형을 잡는 게 좋다. 그래야만 더 오래, 더 건강하게 스포츠도 할 수 있다.

저속노화 운동과 함께하는 생활 습관

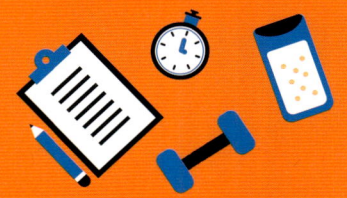

저속노화를 위해서는 나에게 필요하고 잘 맞는 운동을 체계적으로 해야 한다. 나에게 맞지 않거나, 잘못된 자세로 하는 운동은 오히려 부상과 통증을 유발할 수 있다. 저속노화 필수 운동법을 익혀서 똑똑하게 저속노화를 시작해 보자.

건강 수명이 중요하다

고령화 사회를 살아가는 우리에게 필요한 건 단순히 '오래 사는 것'이 아니라, '건강하게 오래 사는 것'이다. 즉, 건강 수명을 늘리는 것이 가장 중요하다. 심장병이나 암과 같은 질병을 치료하면 기대 수명을 5~10년 늘릴 수 있지만, 노화 자체를 늦출 수 있다면 30년 이상의 건강 수명을 더할 수 있다.

노화는 질병과 매우 밀접하게 연결되어 있다. 나이가 들면서 여러 질병이 발생하고, 이 질병들이 결국 삶의 질과 수명을 결정하는 주요 요인이 된다. 노화와 함께 찾아오는 질병의 메커니즘을 이해해야 비로소 저속노화의 방법을 이해할 수 있다.

우리 몸에서 세포의 성장과 분열, 증식, 단백질 합성, 대사를 조절하는 TOR^{target of rapamycin}은 25세까지는 건강한 성장을 돕는 중요한 역할을 하지만, 그 이후에는 성장이 아닌 노화를 가속화하는 방향으로 작용한다. 이는 나이에 맞는 생활 습관을 익혀야 한다는 뜻이며, 그래야 노화 속도를 늦추는 저속노화를 할 수 있다는 것을 의미한다.

나이가 들면 심장병, 당뇨병, 관절염, 암, 치매와 같은 만성 질환의 발생률이 필연적으로 증가한다. 하지만 희망적인 건, 지금부터 몇 가지 좋은 습관을 만들면 더 오래, 더 건강하게, 그리고 활기찬 삶을 유지하는 저속노화가 가능하다는 점이다.

건강한 라이프스타일을 시작하기에 늦은 때는 없다. 언제든 시작할 수 있다. 건강한 행동 변화는 고령자들이 독립적인 삶을 살 수 있도록 돕는 가장 강력한 수단이 된다. 이는 개인의 삶의 질은 물론, 간병 부담을 줄여 가족 전체의 삶의 질에도 매우 중요한 영향을 미친다.

그렇다면 우리는 무엇을 할 수 있을까? 먼저 새로운 기술을 배우거나 다양한 사회 활동에 참여하며 인지 기능을 활성화시켜야 한다. 나이가 들수록 뇌를 계속 사용해야 인지 기능 저하를 막고 뇌의 저속노화를 이룰 수 있다. 또한 꾸준하고 규칙적인 운동도 필수다. 운동은 근육량 감소를 막고, 균형 감각을 유지하며, 심혈관 건강을 지키는 데 필수적이기에 신체의 전반적인 노화 속도를 늦추고 질병 예방에 기여하며, 일상생활을 원활하게 하여 독립성을 오랫동안 유지할 수 있게 한다.

건강한 식습관을 유지하는 것도 중요하다. 균형 잡힌 영양 섭취는 신체 기능을 최적화하고 만성 질환의 위험을 낮춘다. 항염증 및 항산화 식품을 섭취하는 것은 세포의 노화 방지 효과를 가져오며, 이는 건강 수명을 늘리는 데 직접적인 영향을 미친다.

마지막으로, 정기적인 건강검진으로 신체 변화를 확인하는 것이 중요하다. 건강검진을 통해 질병을 조기에 발견하고 치료하면 건강 수명을 늘릴 수 있고, 이는 건강하게 중장년기와 노년기를 보낼 수 있는 바탕이 된다.

건강하고 충분한 수면은 필수

잠을 자는 동안 몸은 휴식을 취한다. 그리고 낮 동안 손상된 세포를 복구하고 에너지를 재충전하며, 호르몬 균형을 맞추는 등 활발한 재정비 활동을 한다. 이처럼 수면은 저속노화에 중요한 요소 중 하나다. 그런데 나이가 들수록 호르몬이 저하되고, 활동량 부족, 만성 질환 등으로 인해 질 좋은 수면을 챙기지 못하는 사람들이 많다.

수면은 양과 질 모두 중요하다. 성인의 적절한 수면 시간은 하루 7~8시간이며, 좋은 수면이란 잠자리에 든 후 10~20분 안에 잠들고, 밤새 자주 깨지 않으며, 혹 깨더라도 바로 잠들 수 있는 상태를 말한다. 또한 깊은 수면(비렘수면)과 꿈을 꾸는 수면(렘수면) 주기의 균형이 잘 이루어져야 하고, 아침에 일어났을 때 머리가 맑고 몸이 가볍게 느껴져야 건강한 수면이라고 할 수 있다.

수면이 5~6시간 이하로 부족할 경우 우리 몸은 심각한 타격을 입으며 노화가 가속화된다. 먼저 면역력이 저하되어 질병에 취약해지며, 기억력과 집중력이 떨어져 인지적 노화가 빨라진다. 또한 호르몬 불균형으로 과식을 유발해 비만을 초래하며, 근손실 증가, 혈압 상승, 심혈관 질환 위험 증가 등 전반적인 신체 기능이 저하된다. 특히 근손실은 근감소증을 유발해 신체 활동의 제약과 가속노화의 주요 원인이 된다.

반대로 9시간 이상의 과도한 수면도 해가 될 수 있다. 두통과 몸의 무거움, 우울감이 증가하고, 대사 기능 저하로 비만 및 심혈관계 질환 위험이 높아지는 등 저속노화에 부정적인 영향을 미친다.

수면 시간이 근육량에 미치는 영향도 매우 크다. 한 연구에 따르면, 5시간 15분 수면 시 체중 감량의 50%가 근육 손실로 나타났지만, 7시간 30분 수면 시에는 근육 손실이 훨씬 적었다. 이 연구는 충분한 수면이 근육을 보호하고 지방 감량을 촉진하는 데 중요한 역할을 한다는 걸 보여준다.

그렇다면 어떻게 해야 질 좋은 수면을 할 수 있을까? 일정한 수면 시간을 유지하고, 잠들기 1~2시간 전부터는 전자기기 사용을 피하며, 카페인과 알코올 섭취를 조절하는 것이 중요하다. 운동은 잠들기 최소 3시간 전까지 마치는 것이 좋고, 늦은 저녁에는 소화가 잘되는 가벼운 음식을 섭취한다. 침실은 어둡고 약간 시원하게 유지하며, 따뜻한 물로 샤워하는 등 일관된 취침 루틴을 만들면 수면의 질이 크게 향상된다.

이처럼 편안하고 충분한 수면은 우리의 몸과 마음을 건강하게 유지하고 노화의 속도를 늦추는 가장 강력하고도 기본적인 습관이다.

적정한 몸무게가 만성 질환을 막는다

많은 사람들이 비만을 단순히 겉으로 보기에 뚱뚱한 것만을 문제로 여기지만, 비만은 다양한 질병의 주요 원인이자 우리 몸의 노화 속도를 가속화시키는 주범이다. 비만은 단순히 칼로리 섭취가 많아서 생기는 것이 아니다. 스트레스, 잘못된 식습관, 운동 부족, 그리고 특정 약물 같은 다양한 요인이 복합적으로 작용해 발생한다.

우선 비만의 원인을 생활 습관에서 살펴보면, 설탕과 과당, 그리고 탄수화물 섭취가 많아지고 인슐린 민감성이 높아지면서 생긴다. 설탕, 과당, 정제된 탄수화물을 많이 섭취하면 몸의 세포가 인슐린에 둔감해지는 '인슐린 저항성'이 높아진다. 이 악순환에 빠지면 혈당이 제대로 활용되지 못하고 지방으로 쌓여 비만으로 이어진다. 이 과정에서 만성 염증과 대사 기능 저하가 오면서 결국 세포 노화가 가속된다.

또한 비만은 동반 질병을 가지고 오는 경우가 많으며 비만할수록 치명적인 질병에 걸릴 확률이 높아지므로 신경 써서 관리해야 한다. 하지만 나는 뚱뚱하지 않으니까 질병에 걸리지 않을 것이라고 생각하면 큰 착각이다. 마른 사람도 몸속에 지방이 많거나 인슐린 저항성이 높으면 질병으로부터 안전하지 않다. 따라서 비만과 대사증후군의 진짜 원인인 인슐린을 관리하는 것이 건강 수명을 늘리고 저속노화를 실천하는 가장 빠른 길이다.

그렇다면 어떻게 해야 인슐린을 현명하게 관리할 수 있을까? 무엇을 먹는지도 중요하지만 '언제, 얼마나, 자주' 먹는지도 중요하다. 한 예로 식사 시간을 12시간 안에 제한하는 간헐적 단식은 인슐린 저항성을 개선하는 좋은 방법 중 하나

인슐린 민감성 기준

영양소	인슐린 민감성	설명
탄수화물	높음	탄수화물 섭취 시 혈당이 빠르게 상승하며 인슐린 분비가 매우 강하게 촉진된다. 특히 정제 탄수화물일수록 자극이 강하다.
단백질	보통	혈당 상승 없이 인슐린이 분비되며, 근육 합성 및 회복에 필수적이지만 과량 섭취 시 체지방 합성 및 인슐린 저항성 유발 가능성이 있다.
지방	낮음	혈당과 인슐린 분비에 거의 영향을 주지 않으며, 좋은 지방은 인슐린 민감성을 높이는 데 도움을 줄 수 있다.

인슐린 민감성 기준 대표 음식

영양소	인슐린 민감성	대표 음식	권장 포인트
탄수화물	높음	백미, 흰 빵, 감자, 설탕, 꿀, 떡, 과일주스 등	혈당 지수가 낮은 음식(현미, 고구마, 통곡물, 퀴노아)으로 대체, 정제 탄수화물 최소화
단백질	보통	닭가슴살, 달걀, 생선, 두부, 저지방 우유 등	식사마다 적절한 양 배분(체중 1kg당 1.2~1.5g)
지방	낮음	올리브유, 아보카도, 견과류, 연어, 들기름 등	불포화지방 위주로 섭취, 트랜스지방 및 지나친 포화지방 피하기

다. 식사 시에도 혈당 스파이크를 최소화하는 방향으로 탄수화물 섭취를 조절하고, 양질의 단백질을 섭취해 근육을 유지하고 근감소증을 예방하며 혈당을 안정화하는 것이 좋다.

우리가 흔히 지방을 멀리하지만, 양질의 지방은 오히려 인슐린 민감성을 개선한다. 질병을 만드는 가장 큰 원인은 지방이 아니라 과도한 설탕, 과당, 정제된 탄수화물이라는 사실을 반드시 기억해야 한다.

다른 질환으로 이어질 수 있는 비만을 예방하기 위해서는 탄수화물, 지방, 단백질을 골고루 섭취하는 것이 필요하다. 또 식사할 때는 채소 → 단백질 → 지방 → 탄수화물 순서로 섭취하면 혈당 안정화와 인슐린 반응을 최소화하면서 비만 예방과 저속노화에 도움을 줄 수 있다.

스트레스만 받지 않아도 10년은 젊어진다

스트레스는 살면서 피할 수 없는 부분이자 현대 사회를 살아가는 모든 이들의 숙명과도 같다. 하지만 중장년층과 노년층에게 스트레스는 건강과 노화에 치명적인 영향을 미칠 수 있어서 주의가 필요하다.

지속적인 스트레스는 우리 몸과 마음에 깊이 침투해 노화의 속도를 가속화시킨다. 만성 스트레스는 스트레스 호르몬인 코르티솔 수치를 비정상적으로 높이는데, 코르티솔 호르몬은 장기적으로 DNA 말단에 위치한 텔로미어를 짧게 만들어 세포의 수명을 단축시키고, 만성 염증을 유발하며, 암, 심혈관 질환, 당뇨병 등 각종 만성 질환의 발병 위험을 크게 높인다.

뿐만 아니라 몸 전체의 면역 체계를 약화시키고, 손상된 세포의 회복 능력도 떨어뜨린다. 신체적인 문제 외에도, 지속적인 스트레스는 뇌 기능 저하도 가속화한다. 지속적으로 스트레스를 받으면 기억력 및 집중력이 떨어지고, 우울증, 불안

장애와 같은 정신적 문제로 이어져서 인지적·정신적 노화를 촉진한다.

결국 관리되지 않은 스트레스는 우리의 몸을 망가뜨리고 노화의 속도를 무자비하게 끌어올리는 강력한 훼방꾼인 것이다. 그렇기에 스트레스를 적극적으로 관리하고 해소해야 한다.

스트레스를 관리하는 방법은 다양하다. 스트레스 해소에 가장 효과적인 방법 중 하나는 단연 규칙적인 운동이다. 신체 활동은 엔도르핀과 같은 행복 호르몬 분비를 촉진해 기분을 개선하고 우울감을 줄이고, 스트레스로 인한 체내 염증 반응을 완화하고 면역력을 강화해 저속노화에 직접적으로 관여한다. 땀을 흘리고 몸을 움직이는 과정에서 긴장된 근육이 이완되고, 머릿속 복잡한 생각들이 정리되는 효과도 얻을 수 있다.

마음의 근육을 키우는 것도 중요하다. 긍정적인 사고를 유지하고, 매사에 감사하는 마음을 가지며, 작은 일에도 스스로를 칭찬하는 습관을 들이면 좋다. 부정적인 생각이 떠오르면 떨쳐 버리는 연습을 해야 한다. 명상 등을 통해 현재에 집중하고 감정을 객관적으로 바라보는 연습을 해보는 것도 좋다. 그러면 뇌의 스트레스 반응을 조절하고, 정신적 회복탄력성을 높여 인지적 저속노화를 이끌 수 있다.

그 밖에도 새로운 취미를 만들거나, 사랑하는 가족, 친구들과 즐거운 시간을 보내며, 꾸준한 사회 활동을 통해 외로움을 줄이는 것도 스트레스 호르몬 수치를 낮춰 정서적 저속노화를 하는 방법이다.

스트레스 관리는 당장의 괴로움을 피하는 것만이 아니다. 우리의 몸과 마음을 건강하게 보호하고 노화의 속도를 늦추며 활기찬 삶을 오랫동안 유지하기 위한 습관이자 강력한 저속노화 전략이다. 나만의 스트레스 해소법을 찾아 꾸준히 실천하면서 더 젊고 행복한 삶을 만들어보자.

저속노화 운동

1판 1쇄 인쇄	2025년 9월 25일
1판 1쇄 발행	2025년 10월 13일

지은이	김병곤

펴낸이	김봉기
출판총괄	임형준
편집	안진숙
교정교열	김민영
디자인	호우인
마케팅	선민영, 조혜연, 임정재

모델	이정헌
사진	Studio etc. 한정수

펴낸곳	FIKA[피카]
주소	서울시 강남구 테헤란로 26길 14(위워크 빌딩) 5층 102호
전화	02-3476-6656
팩스	02-6203-0551
홈페이지	https://fikabook.io
이메일	book@fikabook.io
등록	2018년 7월 6일(제2018-000216호)

ISBN	979-11-93866-39-9 13510

- 책값은 뒤표지에 있습니다.
- 파본은 구입하신 서점에서 교환해드립니다.
- 이 책은 저작권법에 의하여 보호를 받는 저작물이므로 무단 전재와 복제를 금합니다.
- FIKA LIFE는 FIKA의 실용 브랜드로 한 잔의 커피처럼 우리의 일상에 행복과 즐거움을 주는 책을 만듭니다.

> 피카 출판사는 독자 여러분의 아이디어와 원고 투고를 기다리고 있습니다.
> 책으로 펴내고 싶은 아이디어나 원고가 있으신 분은 이메일 book@fikabook.io로 보내주세요.